U0253630

# 现代医学护理新技术

俞致贤 等 主编

江西科学技术出版社

江西·南昌

图书在版编目（CIP）数据

现代医学护理新技术 / 俞致贤等主编 . -- 南昌：
江西科学技术出版社，2020.10 （2024.1 重印）
ISBN 978-7-5390-7579-2

Ⅰ. ①现… Ⅱ. ①俞… Ⅲ. ①护理学 Ⅳ. ① R47

中国版本图书馆 CIP 数据核字 (2020) 第 203933 号

选题序号：ZK2020106

责任编辑：王凯勋

# 现代医学护理新技术
XIANDAI YIXUE HULI XINJISHU

俞致贤　等　主编

| | | |
|---|---|---|
| **出版发行** | 江西科学技术出版社 | |
| **社　　址** | 南昌市蓼洲街 2 号附 1 号 | |
| | 邮编：330009　　电话：（0791）86623491　　86639342（传真） | |
| **经　　销** | 全国新华书店 | |
| **印　　刷** | 三河市华东印刷有限公司 | |
| **开　　本** | 880mm×1230mm　　1/16 | |
| **字　　数** | 289 千字 | |
| **印　　张** | 9.5 | |
| **版　　次** | 2020 年 10 月第 1 版　2024 年 1 月第 1 版第 2 次印刷 | |
| **书　　号** | ISBN 978-7-5390-7579-2 | |
| **定　　价** | 88.00 元 | |

赣版权登字：-03-2020-381

# 编　委　会

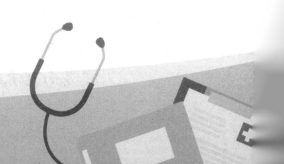

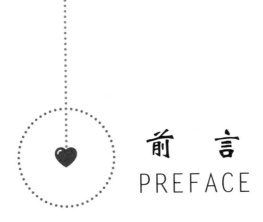

# 前 言
## PREFACE

  护理工作在我国医疗卫生事业的发展中发挥着重要的作用，广大护理工作者在协助临床诊疗、救治生命、促进康复、减轻疼痛及增进医患和谐方面起着重要作用。随着护理模式的转变和整体护理观的确立，对护士的专科知识、技术水平、业务素质和人文素养等提出了更高的要求。为了将最新的护理技术运用到临床中，快速减轻患者的痛苦，提高护士技能，编者们在总结多年临床工作经验的基础上，参阅大量相关文献，为广大护理工作者呈现了本书，希望对广大护理工作者有所帮助。

  本书贴近临床，以实用为主，首先讲解了静脉导管护理技术；接着详细讲述了急诊急救技术与管理、手术室护理技术等内容；然后重点阐述了心血管疾病护理、呼吸疾病护理、肾脏疾病护理、肿瘤疾病护理、危重症护理、感染性疾病护理、新生儿疾病护理等有关知识；最后对血液透析患者的健康教育做了简单介绍。本书内容翔实，覆盖面广，图文并茂，科学实用，力求将现代医学护理理论与临床实践更好地结合，从而指导临床护士的护理工作。

  本书编者众多，写作风格迥异，在格式与内容方面难免有不统一之处，敬请谅解。且由于编者组织能力和编写经验有限，书中难免有不妥之处，敬请广大读者批评指正。同时也建议读者在临床实践过程中，参考本书的同时应根据临床实际情况判断，以免产生疏漏。

编 者

2020 年 10 月

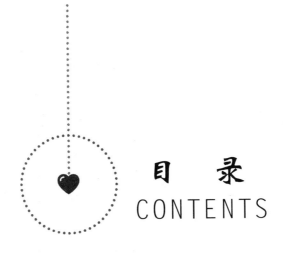

# 目 录
## CONTENTS

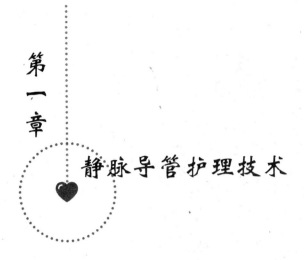

第一章　静脉导管护理技术

# 第一节　颈静脉穿刺技术

## 一、概述

颈静脉穿刺术是一种常用而又重要的操作技术，是经皮穿刺颈内或颈外静脉，将导管插入上腔静脉。它广泛应用于长期不能进食的患者，急性失血、失液的休克患者，在心脏、危重患者手术中测定中心静脉压、肺动脉压，还可作为全胃肠外高营养疗法、建立体外循环的重要途径，指导并进行快速输血输液。

## 二、目的

1. 快速补充血容量。
2. 纠正水、电解质、酸碱平衡。
3. 检测中心静脉压和肺动脉压。
4. 给予足够的高营养供应。
5. 避免高浓度、高刺激性的药物引起周围血管炎症。

## 三、适应证

1. 出血：急性失血、失液需快速输血、输液。
2. 中心静脉压、肺动脉压的测定。
3. 输入高渗液体和对周围血管有强烈刺激性液体时，如用化疗药物。
4. 消耗性疾病，不能进食需要高营养供应。
5. 血液净化治疗。
6. 放置心内起搏器。

## 四、固定流程

### （一）第1步：评估

1. 评估患者的意识、病情、活动能力、合作程度。
2. 颈内静脉穿刺管的部位、周围皮肤情况等（图1-1）。
3. 物品。

4. 环境。

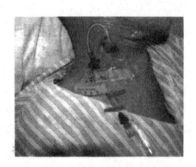

图 1-1  颈内静脉穿刺管的部位、周围皮肤情况

**（二）第 2 步：准备**

1. 护士

着装整洁，洗手（图 1-2），戴口罩。

2. 物品

0.5% 安多福、棉球、弯盘、圆碗、镊子、无菌手套、透明薄膜、胶布（加压固定胶带与纸胶布各 1 个）、无菌治疗巾、管道标识、棉签、油性笔、快速手消毒液（图 1-3）。

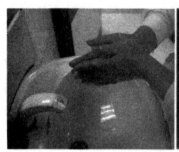

图 1-2  护士准备              图 1-3  物品准备

3. 环境

安全、清洁、舒适，适合无菌操作。

4. 患者

取平卧位，头偏向对侧（图 1-4）。

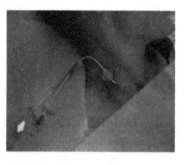

图 1-4  患者准备

**（三）第 3 步：揭去薄膜**

1. 以 0° 或 180° 与穿刺口反方向揭去薄膜，注意勿将导管拔出体外（图 1-5）。

2. 用快速手消毒液抹手（图 1-6）。

**（四）第 4 步：消毒**

1. 戴手套。

2. 消毒：从穿刺管口由内向外消毒皮肤及管道表面，消毒范围大于敷料范围，约 15 cm×15 cm；规范消毒，待干（图 1-7）。

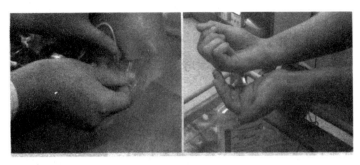

图 1-5 揭去薄膜          图 1-6 用快速手消毒液抹手

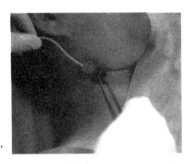

图 1-7 消毒

**（五）第 5 步：无张力粘贴薄膜**

1. 塑形（图 1-8）。
2. 抚平整块薄膜，排除薄膜下空气（图 1-9）。勿拉伸透明薄膜粘贴，避免皮肤张力性损伤。
3. 撕薄膜边框：边撕边按压固定薄膜（图 1-10）。

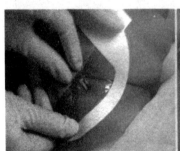
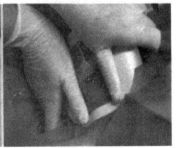

图 1-8 塑形          图 1-9 抚平整块薄膜，
                        排除薄膜下空气

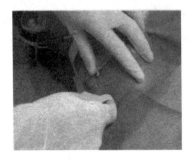

图 1-10 撕薄膜边框

**（六）第 6 步：固定导管**

外露导管处用胶布交叉固定，防止导管滑脱、受压或扭曲；固定部位避开凹陷处（图 1-11）。

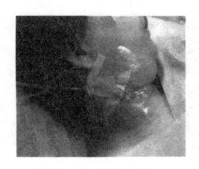

图 1-11　固定导管

**（七）第 7 步：标识**

1. 贴管道标识

注明置管时间（图 1-12）。

2. 贴薄膜更换时间标识

记录时间方法为某日 / 某月—某日 / 某月或某年某月某日—某年某月某日（图 1-13），薄膜有效时间为 5 ~ 7 d。穿刺点如有渗液或汗液致薄膜松脱，及时更换。

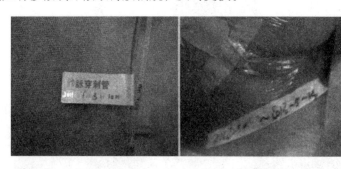

图 1-12　贴管道标识　　　　图 1-13　贴薄膜更换时间标识

**（八）第 8 步：连接输液管**

方法 1：连接肝素锁与头皮针

固定头皮针：胶布与头皮针的针翼蝴蝶式或直角交叉固定，避免头皮针松脱（图 1-14、图 1-15）。

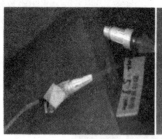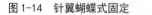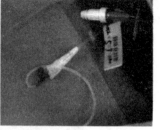

图 1-14　针翼蝴蝶式固定　　　图 1-15　直角交叉固定

方法 2：连接正压接头

1. 消毒：用消毒液棉球消毒导管口和螺旋状表面，然后呈螺旋状向下消毒至整个接头（图 1-16、图 1-17）。

2. 连接：消毒待干后，将颈内静脉导管螺口端与正压接头旋接（图 1-18）。

3. 固定正压接头：将胶布以无张力方式固定于皮肤上（图 1-19）。

4. 固定螺口输液器：将胶布以无张力方式固定于皮肤上（图 1-20）。

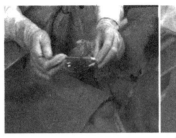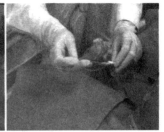

图 1-16　消毒　　　　　图 1-17　螺旋状向下

消毒至整个接头

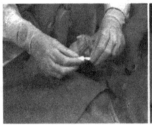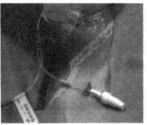

图 1-18　连接　　　　　图 1-19　固定正压接头

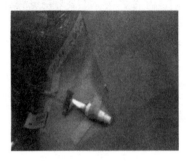

图 1-20　固定螺口输液器

## （九）第9步：观察记录

1. 观察

（1）病人的生命体征、病情变化、舒适程度。

（2）穿刺口情况：有无红、肿、疼痛和渗液（图 1-21）。

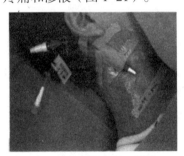

图 1-21　观察穿刺口情况

（3）管道的固定与通畅。

（4）并发症：有无血气胸、静脉血栓、堵管和感染等。

2. 记录

颈内静脉置管口周围皮肤、管道外露。

## （十）第10步：整理

1. 患者

安全、舒适体位。

2. 床单位

安全、清洁、整齐。

3. 用物

分类清理用物。

4. 护士

脱手套，用快速手消毒液抹手或洗手。

**（十一）第11步：评价**

1. 患者安全、舒适，床单位整洁。

2. 管道情况：如管道通畅、固定和无脱出。

3. 无与固定相关的并发症。

4. 患者或家属了解管道的作用、护理注意事项和意外脱管的紧急处理方法。

**（十二）第12步：判断处理**

1. 输液前

评估导管位置、是否通畅和固定情况。如滴注不通畅，应查找原因，禁止强行滴注，以免液体外渗与栓子脱落造成栓塞的危险（图1-22）。

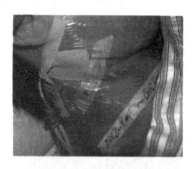

图1-22　输液前评估

2. 输液中

每1～2 h巡视观察，患者呼吸情况和穿刺部位有无渗血、渗液、红肿；询问患者有无呼吸不畅和穿刺部位疼痛等不适。如有上述情况应查找原因，及时处理。

3. 输液后

给予肝素液（0.9%NS 100 mL ＋肝素1 mL取5～10 mL）脉冲式正压封管，以免管腔堵塞，封管用10 mL以上注射器。

**（十三）第13步：健康指导**

1. 保持穿刺部位局部清洁干燥，淋浴时用塑料薄膜覆盖穿刺口周围以免感染。

2. 薄膜每5～7 d更换，如薄膜有卷曲、松动、渗液、渗血和瘙痒时，及时告知护士，勿擅自撕除薄膜。

3. 观察穿刺点有无渗血、渗液、红肿和其他不适。

4. 保持管道固定通畅：避免导管扭曲、折叠和脱落。

# 第二节　经外周静脉置入中心静脉导管

## 一、概述

经外周静脉置入中心静脉导管（peripherally inserted central catheter，PICC），导管由前臂外周静脉穿刺置入，沿血管走行最终到达上腔静脉。利用PICC导管可以将药物直接输注在血流速度快、血流量大的中心静脉。

## 二、目的

1. 间歇性或持续性输液。
2. 避免患者因长期输液或输注高浓度、强刺激性药物带来的血管损害。
3. 减轻患者反复静脉穿刺的痛苦。

## 三、适应证

1. 需要长期静脉输液治疗。
2. 外周静脉穿刺困难。
3. 有深静脉置管禁忌证。
4. 输注刺激性强或高渗透性、黏稠性液体，如化疗、静脉高营养、输血制品等。
5. 需反复采血。
6. 家庭病床的患者。
7. 早产儿或儿童。

## 四、固定流程

### （一）第1步：评估

1. 患者意识、病情、合作程度。
2. 患者对 PICC 置管目的、重要性及注意事项的了解程度。
3. 穿刺口及周围皮肤情况。
4. 管道是否固定稳妥，穿刺口敷料有无渗血、渗液（图 1–23）。

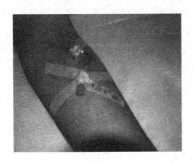

图 1-23　评估管道是否固定稳妥，穿刺口敷料有无渗血、渗液

### （二）第2步：准备

1. 护士

着装整洁，洗手，戴口罩（图 1–24）。

2. 物品

快速手消毒液、纸胶布、弯盘、10 cm×12 cm 透明薄膜、维护记录本、笔、无菌换药包 1 套、管道标识（图 1–25）。

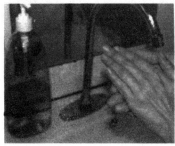
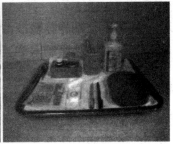

图 1-24　护士准备　　　　图 1-25　物品准备

3. 环境

安全、清洁、舒适，适合无菌操作。

**（三）第3步：揭去敷料**

1. 戴手套。

2. 固定导管尾端接头，顺静脉回流方向，以 0° 或 180° 角度揭去敷料（图1-26）。

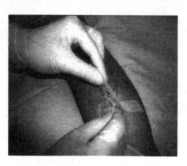

图1-26　揭去敷料

3. 观察穿刺点有无红、肿、渗出物，观察管道刻度并记录。

**（四）第4步：消毒（皮肤、导管、接头、穿刺点）**

1. 快速手消毒，戴无菌手套，铺无菌巾。

2. 取下固定翼，用酒精棉球消毒3次后，待用（图1-27，图1-28）。

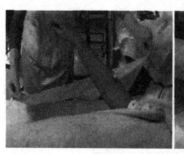
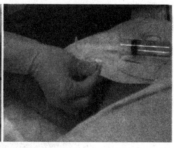

图1-27　取下固定翼　　　　　图1-28　用酒精棉球消毒3次

3. 用无菌纱布包裹导管外露接头部分，将导管提起。

4. 用75%酒精脱脂及消毒：范围为穿刺点0.5 cm以外，上下 > 15 cm，左右至臂缘；顺时针、逆时针方向交替消毒3次（图1-29）。

5. 用0.5%安多福消毒：首先消毒穿刺点，在穿刺点按压片刻，其他同酒精消毒方法，消毒3次（图1-30）。

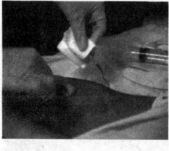
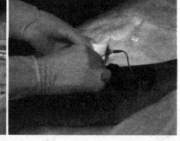

图1-29　用75%酒精脱脂及消毒　　　图1-30　用0.5%安多福消毒

6. 用无菌纱布按压穿刺点，用0.5%安多福消毒导管外露部分及接头3次（图1-31）。

7. 取下旧肝素帽，用0.5%安多福消毒导管接头螺纹部分1次，更换新肝素帽（图1-32）。

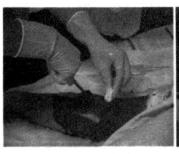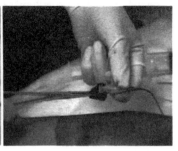

图 1-31　用 0.5% 安多福消毒导
管外露部分及接头 3 次

图 1-32　用 0.5% 安多福消毒导管
接头螺纹部分 1 次，更换新肝素帽

**（五）第 5 步：妥善放置 PICC 管**

1. 待皮肤上的消毒液干燥后，在离穿刺点 1 cm 处安装固定翼，用薄膜上的无菌胶布固定固定翼（图 1-33，图 1-34）。

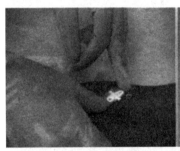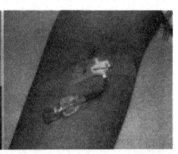

图 1-33　安装固定翼

图 1-34　用薄膜上的无菌
胶布固定固定翼

2. 将外露管道放置成"C"形、"U"形或"S"形（图 1-35，图 1-36）。

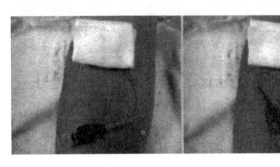

图 1-35　"C"形　　　　　图 1-36　"S"形

**（六）第 6 步：固定**

1. 塑形固定

透明薄膜的中央对准穿刺点，无张力放置薄膜，从中央开始塑形固定，排尽贴膜下的空气，导管部分全部置入薄膜下，接头外露（图 1-37，图 1-38）。

2. 去除薄膜外边框

塑形固定完毕后，边撕薄膜边框边按压薄膜边缘（图 1-39，图 1-40）。

3. 妥善固定导管接头

用胶布蝶形交叉固定，再用高举平台法横向固定接头，并稍把肝素帽抬起（图 1-41，图 1-42）。

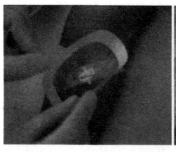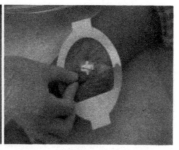

图 1-37　塑形固定　　　　图 1-38　导管部分全部
　　　　　　　　　　　　　置入薄膜下，接头外露

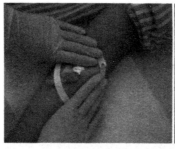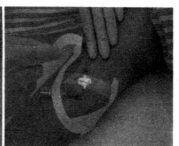

图 1-39　去除薄膜外边框　　　　图 1-40　边撕薄膜
　　　　　　　　　　　　　　　　边框边按压薄膜边缘

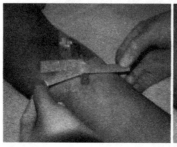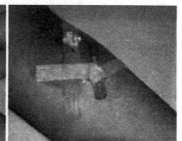

图 1-41　妥善固定导管接头　　　图 1-42　蝶形交叉固定

## （七）第 7 步：标识

1. 在胶布上记录维护日期和维护者（图 1-43）。
2. 贴上管道标识，注明留置时间（图 1-44）。

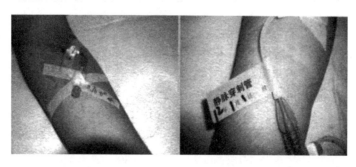

图 1-43　在胶布上记录维护日期和维护者　　　图 1-44　贴上管道标识，注明留置时间

## （八）第 8 步：观察与记录

1. 固定完毕嘱患者伸、屈肘部时，注意观察导管有否曲折，如有管道曲折，重新调整位置及更换
薄膜（图 1-45）。

2. 登记维护本，记录导管刻度、异常情况及处理（图1-46）。

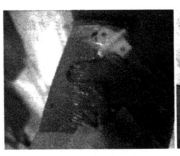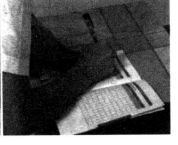

图1-45 观察导管有否曲折　图1-46 登记维护本，记录导管刻度、异常情况及处理

**（九）第9步：整理**

1. 患者：协助其取舒适卧位。
2. 病床单位：整洁。
3. 用物：分类处理。
4. 护士：用快速手消毒液抹手或洗手。

**（十）第10步：评价**

1. 患者舒适，床单位整洁。
2. 管道固定安全、通畅，穿刺口无感染等。
3. 患者了解PICC的作用、注意事项，主动配合操作。

**（十一）第11步：健康指导**

1. 告知患者留置导管的重要性，每周携带导管维护手册，到医院行导管维护。
2. 保持穿刺肢体清洁和干燥，防止污染，避免负重、剧烈活动和长时间下垂。
3. 禁止在穿刺侧肢体测量血压。
4. 检查薄膜有无松脱的现象。
5. 观察穿刺口及周围皮肤有无红、肿、热、痛，以及渗血、渗液等情况。
6. 如出现以下情况及时到医院就诊。
（1）穿刺肢体和皮肤出现红、肿、热、痛、活动受限。
（2）穿刺口：有渗液、渗血、分泌物、化脓等。
（3）薄膜：松脱、潮湿、污染等。
（4）导管：漏液、脱出、有血液回流到管道、折叠或折断等。

# 第三节　小儿静脉留置针

## 一、概述

　　小儿静脉留置针一方面可以减轻婴幼儿因头皮针反复穿刺带来的痛苦，另一方面也减轻了临床护士工作量，适用于长期静脉输液的婴幼儿。但临床操作时往往是穿刺成功，而失败在固定方面，所以固定的方法和穿刺技术是同等重要的。

## 二、目的

1. 增加血容量，维持血压。
2. 纠正水、电解质紊乱，维持酸碱平衡。
3. 输入药物，治疗疾病。
4. 补充营养，供给热量。

## 三、适应证

1. 新生儿至 3 岁以内小儿需静脉治疗者。
2. 普通头皮钢针难固定、穿刺困难的小儿输液、输血。

## 四、固定流程

### (一)第 1 步：选择合适的透明薄膜

穿刺完毕后，连接肝素帽，穿刺肢体或头部仍予制动，左手固定留置针，右手持准备好的合适大小的透明薄膜固定（小儿血管小，容易被血块堵塞，必要时可先连接输液试行滴注，通畅后再予固定）（图 1-47）。

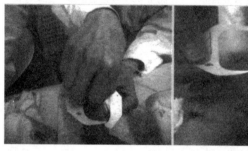

图 1-47　选择合适的透明薄膜

### (二)第 2 步：固定

1. 塑形固定

透明薄膜的中央对准穿刺点，无张力放置薄膜，从中央开始塑形固定，排尽贴膜下的空气（图 1-48）。

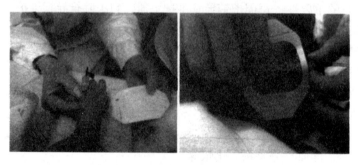

图 1-48　塑形固定

2. 去除薄膜外边框

塑形固定完毕后，边撕薄膜边框边按压薄膜边缘（图 1-49）。

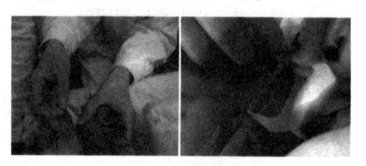

图 1-49　去除薄膜外边框

### (三)第 3 步：记录留置时间

记录留置针留置时间。如出现穿刺点红、肿、热、痛、有渗液、敷贴松脱等情况应随时处理（图 1-50）。

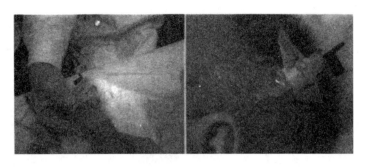

图 1-50　记录留置时间

### （四）第 4 步：固定夹板

选择合适的夹板，固定夹板需保持肢体的功能位，一般为半握拳状态，肢体上端夹板固定松紧应适宜，太松达不到固定的效果，太紧会影响肢体末端血液回流（图 1-51）。

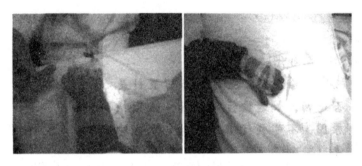

图 1-51　固定夹板

### （五）第 5 步：妥善固定头皮针

小儿由于不合作，在输注液体过程中，头皮针容易松脱，故应妥善固定头皮针（方法：将胶布与头皮针的针翼直角交叉固定）（图 1-52）。

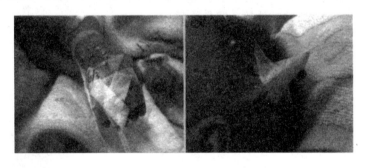

图 1-52　妥善固定头皮针

### （六）第 6 步：观察

1. 输液前

应先评估留置针是否通畅，如遇输注不通畅，应查找原因，不可强行滴注，以免液体外渗（图 1-53）。

2. 输液中

应每小时观察穿刺部位的情况：观察穿刺部位有无红、肿等；触穿刺部位近端肢体有无肿胀；年长儿有无诉穿刺周围疼痛等不适。如有上述情况应停止输液。

3. 输液后

给予肝素液封管（0.9%NS 100 mL ＋肝素 1 mL 取 1 ～ 2 mL，以免管腔堵塞）。

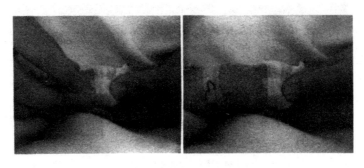

图 1-53　观察输液前、中、后的情况

**（七）第 7 步：整理**

1. 整理床单位。

2. 分类清理用物。

3. 洗手。

**（八）第 8 步：评价**

1. 患儿舒适，床单位干净、整洁。

2. 静脉留置针固定妥善。

3. 无置管相关并发症的发生。

4. 患儿家属了解留置针的意义、可能出现的并发症，能陈述留置针护理注意事项。

**（九）第 9 步：健康指导**

1. 妥善固定：告知患儿及家属留置针的目的、意义，可以减少反复穿刺的痛苦，以取得配合。

2. 保持通畅：留置针所在的肢体不宜提重物及用力活动，输液完毕应予封管液 1 ~ 2 mL 封管，以免管腔阻塞。

3. 观察套管针敷料情况：穿刺部位不能浸泡在水中，敷料松脱或潮湿时应及时告知护士更换。

4. 并发症的观察：如输液过程中有红、肿、热、痛等不适时应及时告知护士。如果出现液体外渗，应及时拔除套管针，并用 33% 硫酸镁外敷，避免热敷。

5. 拔管后观察：指导患儿及家属按压穿刺点 5 ~ 10 min，如凝血功能差的患儿应延长按压时间，观察穿刺部位有无出血、血肿等情况。

微信扫码
◆临床科研
◆医学前沿
◆临床资讯
◆临床笔记

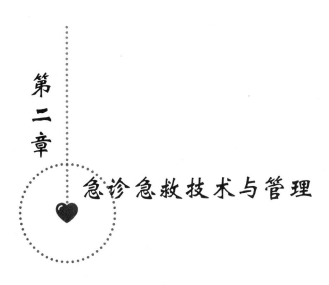

第二章　急诊急救技术与管理

## 第一节　急诊科的护理管理

### 一、急诊护理组织形式

在护理部、科主任领导下的科护士长或护士长负责制。有一支责任心强、业务技术熟练、服务态度好的相对稳定的护理队伍，包括副主任护师（科护士长）、主管护师（护士长）、护师、护士、助理护士、辅助人员等。

### 二、急诊护理人员素质要求

**（一）急诊护理人员上岗标准**

1. 从事急诊护理工作的护士必须经过正规护理专业教育并毕业，并取得护士执业注册资格后方能独立承担急诊工作。

2. 担任急诊护士长必须获得大学专科学历，并取得护士执业注册资格，有5年护理工作经验的护师或护师以上职称的人员。

**（二）急诊护理人员的基本要求**

急诊护士是急救医疗的重要力量，是抢救、护理急症病人和危重病人的主要成员。因此，急诊护士素质和技术水平的高低直接关系到急救工作的质量。对急诊科护理人员的工作要求是快速、尽职、准确。

1. 急诊护士必须热爱急诊护理事业，对病人有高度责任感和同情心。

2. 急诊护士有沉着应对各种突发事件的能力。

3. 急诊护士要有熟练的护理技术，动作迅速，思维敏捷。

4. 急诊护士必须具有各科急诊临床知识和经验，并具备一定的应急能力和基本抢救技术。

5. 掌握急诊分诊原则，鉴别分诊快而准，以缩短候诊、分诊和诊疗时间。

6. 要熟练掌握抢救技术操作，掌握监护仪器、呼吸机、除颤器、输液泵的使用方法和管理技术。掌握心电图的操作和阅读，掌握气管插管、除颤及小伤口的清创缝合术。

7. 熟练掌握常用急救药物的名称、剂量、药理作用、用法、禁忌证及注意事项等。

8. 掌握急诊常用化验正常值及临床意义。

9. 急诊护士要举止端庄、文明礼貌、作风严谨、语言精练贴切、能宽容患者并具有良好的沟通能力及自我调节能力。

10. 急诊护士必须具有良好的身体素质，方可应对繁忙而紧张的急救护理工作。

## 三、急诊护理工作的制度和常规

1. 建立健全各项规章制度

如各项工作制度、各岗位职责、抢救制度、差错事故防范制度、规范服务制度、奖惩制度等，使护理人员职责明确、有章可循。

2. 健全常见疾病抢救常规

如呼吸衰竭、心力衰竭、脑出血、心搏骤停、心肌梗死、休克、中毒等的抢救常规，使抢救工作规范化，护理人员配合程序化。

3. 健全抢救护理常规

如 CPCR、昏迷、出血、休克、气管插管、呼吸机、三腔双囊管等护理常规，使护理工作规范化，护理操作程序化。

4. 建立急救物品的保障制度

要求急救药品、物品、器材齐备，性能良好，合格率100%。做到专人负责、定期检查、及时补充；无药品过期、失效、变质；消耗性物品要定位、定量、无过期。

5. 注意安全护理

在应急抢救中更需严格执行查对制度和消毒隔离制度，防止差错事故的发生。

6. 建立对不同层次的护士制定学习和培训计划的制度

如专题讲座、护理查房、模拟急救的配合演习等，定期组织操作与理论考核，及时了解护理急救的最新动态，更新知识，提高护士的应急能力。

7. 急诊护理教学要统筹安排

制定教学计划并指定专人带教，选拔护师以上职称人员承担护理实习生的临床教学工作，对护生严格要求、严格培训，圆满完成教学任务。

8. 定期组织病案讨论和工作讨论

及时解决工作中存在的问题。

## 四、急诊护理工作流程管理

完善急诊护理工作流程是加强急诊护理内涵建设，完善急诊医疗体系的一个重要内容，包括急诊接诊、分诊、急诊护理处理 3 个方面，这些环节紧密衔接，构成了急诊护理工作流程的基本程序。设置科学、高效的急诊护理工作流程，可以使急诊护理管理工作规范化，并可使病人尽快获得专科确定性治疗，最大限度地降低急诊病人的伤残率、病死率。

病人到医院看急诊，其基本的就诊流程为接诊 – 分诊 – 急诊处理。

1. 接诊

急诊接诊是指医护人员对到达医院急诊科的急诊病人，以最短的时间，用最精练的医学技巧，迅速对病人的病情做出一个较明确的判断。

2. 分诊

分诊是指根据病人主诉及主要症状和体征，分清疾病的轻、重、缓、急及隶属专科，进行初步诊断，安排救治程序及分配专科就诊的技术。

3. 急诊处理

一般病人由分诊护士送到相关科室就诊，病情复杂难以确定科别的，按首诊负责制处理。需要临时化验、治疗的病人到急诊注射室进行处置。需要观察的可住留观区进行观察护理。由"120"转入的病人，分诊护士应立即去接诊，迅速安置。因交通事故、吸毒、自杀等涉及法律问题者，应立即通知有关单位。危重病人由分诊护士送入抢救室进行紧急处理，然后再办理就诊手续。在医生到来之前，抢救护士可酌情予以急救处理，如吸氧、建立静脉通道、CPR、吸痰、止血等。凡是抢救病人都应有详细的病历和抢救记录。病情平稳允许移动时，可转入病房；不稳定者可送入监护室继续抢救。需要手术者，应通知手术室做准备。不能搬动的急需手术者，应在急诊手术室进行，留监护室继续抢救治疗。无论转入何处都要由抢救医护人员负责护送，并将病人病情及处理经过向相关科室医护人员交班。在急诊，病人的血、尿、便、生化检查均统一由护工送检。需做 X 线、B 超、CT 等，检查应有专人陪送。病情需要可请专家会诊，遇有成批伤员就诊及需要多专科合作抢救的病人，应通知上级部门，协助调配医护人员参加抢救。复合伤病人涉及 2 个专科以上的，应由病情最严重的科室首先负责处理，其他科室密切配合。严格执行床边交接班制度、查对核对制度、口头医嘱复述制度、伤情疫情报告制度。

# 第二节　院前急救护理

　　院前急救是急诊医学的一个重要组成部分，它反映社会的应急处理能力和公民的道德水准，是近代社会急救医疗服务体系（emergency medical service system，EMSS）的一个显著标准，也是急救医疗服务体系建立和发展的主要动力。

　　院前急救是指对遭受了各种危及生命的急症、创伤、中毒、灾难事故等的病人进入到医院前的紧急救治，它包括了现场处理、医疗监护运送。院前急救的主要目的是挽救病人生命和减少伤残，以先救命为原则，强调的是速度。

## 一、院前急救的重要性

　　从医疗作用角度来看，院前急救、院内急救、加强监护治疗三者组成了急救医疗服务体系，而院前急救是整个急救医疗服务体系中最重要的第一环节，就像是接力赛的第一棒，其技术与服务的质量直接影响到整个急诊服务的最终效果。危重病人的急救过程包括了自救、互救，现场急救、途中救护，医院急诊科的救治和加强监护治疗。自救、互救的实施者是现场第一目击者，如消防队员、警员、保安人员。公共机关的行政人员、公共交通、商业、娱乐业以及从事高危险行业的工作人员，应该接受急救知识和技能的培训，在发生灾害事故或人身伤亡时，作为现场急救人员负责早期识别疾病，启动 EMSS，同时成为第一个实施救治人员。院前急救负责现场与途中救护，急诊科与 ICU 负责院内的救治。当遇有伤病员外伤出血、骨折、休克时需要现场进行及时抢救，尤其对心搏呼吸骤停的患者，相差几分钟常常关系到患者的生死存亡，如果不重视院前急救，就没有院前急救的有效救治，而没有院前急救争取到的这关键的几分钟，常导致病人失去了抢救时机，此时院内医疗设备、技术再好，医术再高明，患者也难以起死回生。但是，如果没有医院的继续有效的救治，院前急救的效果也是很难巩固的，甚至会有继续恶化的可能性。因而院前急救与院内急救既有分工又有联系，相辅相成，各司其职，以挽救患者性命为己任。

　　从社会作用角度来看，院前急救是社会安全保障系统的重要组成部分。随着人为事故（交通意外、火灾、工伤、恐怖袭击等）及自然灾害（地震、洪水、台风等）的不断发生，往往造成人类生存环境的破坏和人员的伤亡。这就需要包括了医疗救护、消防、交通、公安等部门组成的城市应急防御体系的及时反应，共同救援。寻找、救护伤病员；检伤、分类救护；现场急救；运输、疏散伤员，一个协调的救援体系能使灾害造成的各种损失及影响降至最低限度，同样，一个具有快速、有效的院前急救体系，可使伤病员的伤亡减少到最低限度。只有在合理组合急救人力、物力资源，在公众中倡导自救、互救的意识观念，才能在疾病、自然灾害和恐怖破坏的突发事件中，使更多的伤、病员享受到生命被挽救，减少伤残的最基本权力。

## 二、院前急救的特点

　　院前急救由于急救场所的特殊性，使它具有自己独特的特点。具体表现在以下几方面。

### （一）社会性强，经济效益低

　　急诊医学是医学中一门新兴的跨各临床专业的学科，而院前急救更涉及社会的多个方面，跨出纯粹的医学领域，需与公安、交警、居委会等政府部门打交道，解决一些非医疗性问题。如酗酒、吸毒、自杀、他杀等现场抢救时各自带有的法律问题，尤其现在城乡差别大，城市人口流动性大，无陪护人、无钱、甚至不知姓名的"三无"病人也随之增加，几乎是每个医院都能遇到的棘手问题，对这类的伤病员除了进行急救处理外，还要多方联系，为他（她）们寻找亲属或工作单位。对于没有任何线索的"三无"病人，则与公安部门联系，共同寻找线索。对于不能提供住址的流浪人员，与民政部门联系，将其送收容所；对于抢救无效死亡的，通过公安部门处理。这是社会性强的突出表现。而且院前急救是高经济投入、低经济回报的社会公益性事业，急救中心是以履行政府职能为主的非营利性医疗机构，它以社会效益为主要目标。

### （二）随机性强

随机性强则表现在院前急救往往无时间规律，病人何时呼救、重大事故或灾难何时发生往往是难于预知。如2001年美国纽约发生的"9·11事件"是不期的灾难事件，2002年南京发生的群体中毒事件，2004年导致22.5万人丧生的印度洋大海啸等均警示我们，意外伤害可能发生在任何时间、任何地点，只有充分的急救力量的准备和良好的反应能力，才可胜任突发事件的急救。这就要求我们要做到常备不懈，随时投入急救工作中去。

### （三）紧急性

院前急救的紧急性表现在时间、病情、伤病员及家属的心理状态上。一有呼叫必须立即出诊，一到现场必须迅速抢救，抢救后根据病情做好转运和途中监护工作，充分体现出"时间就是生命"的紧急性。在考虑到病情的紧急性的同时，我们还必须充分注意到伤病员及家属心理上的焦虑和恐惧，切忌在有伤病员或家属在场时，医务人员之间谈笑风生或谈论一些与本次任务无关的事项，以免造成不必要的医患纠纷。不管伤病员是否存在急、危、重症，医务人员都要态度严肃认真地对待，动作迅速，急救措施有条不紊，技术操作娴熟，对伤病员及家属做好相关的解释工作，以解除他们的焦虑和恐惧，配合医疗护理工作，使院前急救能顺利进行。紧急的特点还要求医务人员保持良好的精神、体力和技术准备状态；急救药物、器械保持完备，随时能使用，用去的药物应及时补充，用过的器械及时更换或消毒；救护车必须经常保养，保持完好的状态，做到随时出动，发现救护车出现故障，要第一时间通知120急救中心，并尽快对救护车进行维修，以免接到出诊指令后才告知车辆故障，延误抢救时机。

### （四）流动性大

顾名思义，院前急救是在医院之外区域活动，急救地点可散在于辖区内的任何街道、工厂、学校及居民区，当遇有重大灾难事故发生时，还可能需要跨区去增援。另外，病人的流向也不固定，可能送往每个综合性医院。

### （五）急救环境条件差

无论刮风下雨，严寒酷暑，必须随呼随到，现场急救的环境无定性，有时在马路街头、楼梯间，人群拥挤、声音嘈杂、光线昏暗；有时甚至险情未除，可能会导致人员再伤亡；运送途中，车辆颠簸、震动和噪声给一些必要的医疗护理操作带来困难。

### （六）病种多样复杂

呼救的病人疾病种类涉及临床各科，有的可能是尚未做出明确的医疗诊断急症或危重病症患者，在短时间内既要对病情进行初步的诊断，又要对患者进行紧急的处理，这就要求救护人员必须掌握临床各科的常见急症，具有丰富的临床经验，体查要全面，重点突出，对判断伤病情的判断要有预见性，不可盲目乐观，轻估病情，应该采取"疑症从重"的原则，介绍病情要恰如其分，并留有余地，以防纠纷的发生。

### （七）对症治疗为主

院前急救工作强调的是速度，救治原则是抢救和维持伤病员的基本生命、缓解伤病员剧烈痛苦、防止搬运途中的继发损伤及安全转送。因无充足的时间和良好的条件对疾病做出鉴别诊断，要做出明确的医疗诊断非常困难，只能对症处理为主，而且，实践证明，对症治疗的效果是可靠的，着重在维持呼吸、循环系统功能，外伤的止血、包扎、固定和搬运，进行解痉、止痛、止血、止喘、止吐、抗晕、催吐等对症处理。无论何科疾病，最终危害病人生命的都是心、肺、脑功能衰竭，只要掌握现场 CPCR、外伤的处理及抗休克措施等技术，就能够达到初步救生的目的，为院内治疗创造机会。

### （八）体力劳动强度大，有一定的危险性

随车救护人员到达现场要经过车上的颠簸，有时受到路况的影响，还要弃车前往，有时可能需要爬楼梯。到现场时要随身携带急救箱及其他的急救器材，到达现场后必须立即投入到抢救工作中去，抢救后又要协助搬运伤病员，转运途中还要密切观察病情及处理突发的病情变化，因此，付出的体力劳动强度很大。当遇灾难或突发事件时，现场的大火、化学毒气、倒塌物、爆炸物等险情对救护人员造成一定的危险性，因此，救护人员应对周围环境做出适当的评估，抢救病人的生命十分重要，但救护人员的性命也同等的重要。

## 三、院前急救的任务

院前急救的任务主要有以下几个方面。

### （一）对呼救病人的院前急救

这是常规性的任务，呼救病人一般可分为三类。一类是短时间内有生命危险的危重病人，如急性心肌梗死、窒息、急性中毒、严重创伤、休克等病人，占呼救病人的 10% ~ 15%，其中需要进行现场心肺复苏的病人低于 5%，对这类病人必须现场抢救，目的在于挽救病人的生命或维持基础生命；一类为病情紧急但短时间内无生命危险的急诊病人，如骨折、急腹症、高热、哮喘等，大约占 60%，现场急救处理目的在于稳定病情，减轻痛苦，防止并发症发生。还有一类是慢性病病人，呼叫目的是需要救护车提供转运服务，而不需要现场急救。

### （二）灾害或战争时对伤病员的院前急救

灾害或战争发生后，伤员数量大，伤情复杂，危重伤员多，对伤病员的急救除了应做到平时的要求外，还应注意与现场的其他救援系统如公安、消防、交通等部门密切配合，本着先救命后治伤、先治重伤后治轻伤的原则，对伤病员进行现场检伤分类、处置、后送，以充分发挥现场有限的人力、物力的作用，提高伤病员的存活率，降低伤残率。同时，在灾难事故现场，除了要保护伤病员免受再次伤害外，也要注意自身的安全。

### （三）特殊任务的救护值班

特殊任务是指当地的大型集会、重要会议、国际比赛、外国元首来访等。要求参与救护值班的急救单位，加强责任心，严防擅离职守。一旦发生意外，立即赶赴现场，做好救治工作。

## 四、院前急救的原则

院前急救包括了现场急救、转运及途中监护，由于院前急救的特殊性，在有限的人力、物力与时间的情况下，要达到最大的救治效果，必须遵循一定的急救原则。

1. 立即使伤病员脱离险区

如触电、塌方、火灾、各种中毒环境，尽快地使伤病员脱离，以免受到再次的伤害。

2. 先救命再救伤

先复苏后固定、先止血后包扎、先重伤后轻伤、先救治后运送。

3. 急救与呼救并重

从急救生存链可以看到，现场群众的呼救是重要的一环；另外，在遇有成批伤病员时，急救应与呼救同时进行，以尽快地得到支援，加快救治的工作。

4. 保存离断的肢体或器官

如断肢、断指等，避免遗漏在现场，及时做好保存工作，以增加再植的成功率，减少伤残。

5. 搬运与医护的一致性

搬运危重伤病员时，医护人员必须步调一致，以减轻痛苦、减少死亡，安全地把伤病员送达目的地。

6. 加强途中监护

对危重伤病员进行转运时，存在着相当高的危险性，应做好了相对应的急救措施后，在转运途中要充分利用急救车上的仪器与设备，对伤病员进行严密的监护，发生病情变化及时处理。

## 五、院前急救的伤员分类

### （一）现场伤员分类的意义

现代社会中，各种工伤事故，以及交通事故引起的各类意外损伤不断增加，尤其自然灾害时，会出现大量伤员。据统计，国内外历次战争数据表明，伤后死亡率的构成如下：伤后即刻死亡占40%，伤后5 min死亡占25%，伤后5~30 min死亡占15%，伤后30 min以上死亡占20%。另据统计，创伤伤员第一死亡高峰在1 h之内，此时死亡的数量占创伤死亡的50%，而第二死亡高峰出现在伤后2~4 h之内，其死亡数占创伤死亡的30%。毕竟，院前的人力、物力与时间都相对不足，如何在有限的资源下，对大量伤员进行快速、准确的分类、抢救、安全转运等，是挽救生命，减少伤残的有效措施。院前现场伤员分类的根本目的是把有生命危险的重伤员与一般的伤员分开，同时对重伤员实施有效的救命性的抢救，以挽救伤病员的生命，并及时把重伤员送往创伤中心或大医院，实施高一级的抢救，以便提高危重伤员的救治率及生存质量。

### （二）现场伤员分类的要求

1. 灾难现场复杂而且紧急，分诊人员不仅要有丰富的理论知识及临床经验，动作迅速，思维敏捷，还要有高度责任心及组织协调能力。

2. 对伤病员分类以先危后重，先急后缓的原则进行。

3. 分类后要加强巡视，发现病情恶化的伤病员，及时重新评估，更改类别。

4. 对危重伤病员要边分诊边抢救。

5. 分类应快速、准确。

### （三）现场伤员分类的系统

现场伤员分类系统是根据伤病员的生命体征、受伤部位、出血量多少来判断伤情的轻重，按危、重、轻、死亡分类，分别以"红、黄、蓝、黑"色的伤病情识别卡来代表。分诊人员把伤病员分类后，把相应的伤病情识别卡别在伤病员的左胸部或其他明显部位，便于医疗救护人员辨认，按"红、黄、蓝、黑"的顺序对伤病员采取相应的急救措施。

1. 红色——危重伤

在短时间内伤情可能危及生命，需立即采取急救措施，并在医护人员严密的监护下送往医院救治。主要包括窒息，昏迷，严重出血，严重头、颈、胸、腹部创伤或严重烧伤，异物深嵌身体的重要器官者。

2. 黄色——重伤

伤情重但暂不危及生命，可在现场处理后由专人观察下送往医院救治。主要包括脑外伤，腹部损伤，骨折，大面积软组织损伤，严重挤压伤，有过昏迷、窒息的伤病员。

3. 蓝色——轻伤

伤情较轻，能行走，经门诊或手术处理后可回家休养。主要包括软组织损伤（皮肤割裂伤、擦伤），轻度烧、烫伤，扭伤，关节脱位等。

4. 黑色——死亡

指心搏、呼吸停止，各种反射均消失，瞳孔散大固定者。一般由其他的辅助部门处理。

## 六、急救指挥系统与网络化管理

### （一）我国院前急救的模式

目前，我国院前急救的模式，各城市根据各自实际情况，形成了多种各具特色的发展模式，归纳起来大致有以下几种。

1. 院前院内结合型

院前院内结合型又称"北京急救中心"型模式，实行院前－急诊科－ICU急救一条龙的急诊医疗体系。急救中心既有院前急救医疗，又有院内急救医疗，并设有住院部及辅助科室（药、检、放、诊断科室），院前与院内统一管理，是"大而全"的模式。为了缩短急救半径，在各区兴建急救网站，与中心联网，形成120急救系统。部分病人经院前抢救处理后送回急救中心监护室继续治疗，多数病人则被送往其他医院。其优点是具有院前、院内的全面服务功能，急救中心的直接经济效益可能较好。

2. 单纯性院前指挥型

单纯性院前指挥型又称"广州急救指挥中心"型模式，急救中心只是院前急救指挥的总调度，其下以若干医院的急诊科为相对独立的急救单位，采取"依托医院，分片负责，统一指挥"的模式。急救指挥中心不配备人员（司机、专业技术人员）、车辆，与各医院无行政隶属关系，只有单纯的急救指挥调度权。当急救中心接到呼救后，立即通知所在区域的医院急诊科，急诊分诊护士接到指令后，通知相应的专科医生、护士赴现场急救，并将伤病员送回本院继续治疗。其优点是有利于缩小急救半径，急救中心与各医院紧密协作，急救中心编制人员少、投资少，有效地利用现有医疗资源。

3. 集中性院前指挥型

集中性院前指挥型又称"上海医疗救护中心"型模式，不设床位，急救中心即院前急救指挥的总调度，中心配备人员（司机、专业技术人员）、车辆，为独立的医疗卫生机构，既有院前急救的指挥调度权，又有人、财、物等资源的调配权，按照地理区域，以派车半径为原则，设分站及站点，与有关医院紧密配合，形成院前由急救中心负责，院内由医院负责的急救网络。其优点是院前急救速度快，有利于合理缩小急救半径，人员编制属中心，便于管理，指挥调度有保证；但建立此模式通常需要政府投入一定的资金。

4. 院前附属医院型

院前附属医院型又称"重庆急救中心"型模式，院前急救指挥相对独立，但又附属于一家综合性医院，既有院前，又有院内，形成"一套班子，两个牌子"的机构框架，急救中心主任由综合性医院院长兼任。其优点是人员编制少，有利于院内、院外急救工作的合理配合。

5. 特服联动型

香港特区采用此急救中心模式，消防、司警与医疗急救建立统一的通信网络，报警电话统一为"999"。在紧急救援时，视救援对象调整救援种类。特点：反应速度快，有利于减少浪费，共享资源，综合发挥各类救援能力；由于此模式基本为社会公益性，不向社会收费，需要政府具备必要的财力支持。

**（二）急救指挥系统的任务**

1. 平时的任务

医疗急救是社会保障系统的重要组成部分，急救指挥系统从中央到地方，应是统一规划、统一建设、统一机构、统一指挥的系统，它是群众急救普及化、区县急救网络化和医院急救专业化的核心。它平时的任务如下。

（1）建立完善急救指挥中心。

（2）建立健全完善的三级急救网络（即省、地、县级急救网），大中城市建成以急救中心－分站／分中心－流动／固定点为纵向网络、以120-110-119-112-民防等为横向网络、以地面救援－空中救护－海上搜救和现代科技所组成的全方位综合高效救援体系。

（3）制定医学急救总体方案。

（4）筹措急救药品、物资，包括基层和医院的急救装备。

（5）组织培训和研究急救伤病机制和抢治方法，提高急救成功率。

（6）组织经验交流。

（7）加强卫生防疫系统的组织、计划、人员、物资落实工作。

2. 紧急情况下的任务

（1）指挥：卫生行政部门和各急救中心（站）以及横向有关单位接急救指挥中心呼救信息后，应作为指令性任务。

（2）调度：接到呼救信息后，立即指派离出事地点最近的急救中心（站）或医院派出人员赶往现场实施现场救护，并指挥现场医疗救护，确定现场抢救和组织分流伤员。

（3）协调：出现大批伤病员时，要指挥安排、分配医疗力量，与相关部门协调，组织运送工具和将重伤员送往理想医院等。

（4）急救联动：在重大交通事故、意外、灾害事故、突发公共卫生事件时，充分利用110、119、112、民防等现有的通信、装备、人员、信息、权威等资源，实施救援紧急联动，及时发挥快速、便捷、高效、专业的关键作用。

（5）确定事故性质及时报告：组织指挥急救网络进行院前急救，协调现场伤病员分流和转送，并向上级行政部门报告。

3. 急救知识的普及教育

院前急救不单纯是医疗急救、护理，还涉及到心理学、法学、社会学、管理学、高新科技、人文与自然环境等许多领域，因此，对医务人员和管理人员应给予不断的继续教育与定期培训，以更新知识，满足人民对健康的需求。同时，在社区中开展群众性救护知识教育，通过电视、报刊、电台宣传或定期举行义务急救员培训班，普及 CPR 及其相关救护知识，才能在必要时得以进行自救和互救。另外，专家呼吁应对青少年、儿童的急救知识宣教给予更多的关注。为进一步提高我国院前急救总体水平，急救专家多次呼吁应在特殊人群（消防武警、公安巡警、司机等）中率先普及心肺复苏和包扎、止血、固定、搬运 4 大急救技术，以提高社会人群对突发灾难事故和急病的应急能力。

**（三）院前急救的出诊程序**

院前急救程序，见图 2-1。

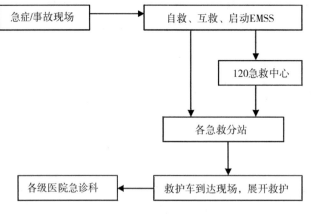

图 2-1　院前急救程序

**（四）信息化管理系统的基本功能**

现代急救医疗已把通信、运输、技术称为院前急救的 3 大要素，通信是其中重要的最先的一环。院前急救指挥中心计算机网络系统利用数字交换技术，保证了 120 急救电话的收接畅通，充分利用各种有线、车载 GPS 无线通信器材、计算机联网来进行联络、指挥和调度。整个急救动态信息在中心、急救站、急救车、急救现场四者间快速传递与共享，大大缩短了急救的反应时间，提高了应急反应能力。

计算机网络系统涉及的技术有计算机技术、数字录音、数字交换机（PABX）、全球卫星定位系统（GPS）、地理信息系统（GIS）、无线通信（GSM-SMS）、局域和广域网络组网、音频视频传输等。各系统基本功能如下。

1. "120" 应答子系统

（1）主叫资料显示：当呼救电话拨打 "120" 或自动呼救用户发出急救信号时，系统自动判别主叫电话号码或自动呼救用户的号码，并在相应的资料库中检索其有关信息，包括姓名、地址、所属急救站、派出所和街道等。

（2）自动启动录音系统：记录调度员与呼救者的对话过程以及日期、起始和终止时间、录音编号等。

（3）自动调出呼救者一定范围内的电子地图（GIS）和周围联网救护车的动态、会面地点、行车路线图等。

（4）呼救受理：调度员了解患者的主诉、病种、病史、病情和其他必需的基本资料，并确认汇合地点等。

（5）自动远程启动急救站的计算机或直接自动呼叫选中的救护车，把急救调度的信息（俗称"派车单"）发送给相应的终端。

（6）启动卫星定位系统（GPS）：跟踪监视救护车的动态位置、瞬时速度、到达现场时间、返回急救站时间等，并随时为救护人员提供指引。

2. 大型事故处理子系统

（1）大型事故基本信息录入：包括事故类型、发生时间、地点、原因、伤亡人数等。

（2）根据大型事故的基本特点，自动启动大型事故调度程序，推荐调度方案，可以同时统一调度多个急救站和多部救护车。

（3）在必须了解急救现场情况时，可以接收急救现场传送的视频图像和声音、文字等信息。

（4）接收各急救站的反馈信息，包括救护车状态、病人情况、空床位数量、救护人员安排、药品库存等，并组织协调、调度。

（5）大型事故的通报：根据需要，可以向"110"和"119"发出呼救，并即时传送大型事故的基本信息；向上级主管部门通报请示；向省级院前急救监控中心、国家级院前急救指挥中心请求支援和协调；向新闻单位通报等。

3. 院前急救公共信息库的建立和维护

（1）电话信息库：本地区或城市范围内的有线和无线电话的号码、姓名和地址等。

（2）医院信息库：本地区或城市范围内的医院名称、地址、电话、医护人员、救护车、床位、设备、专科特长等。

（3）地理信息系统：包含本地区或城市范围内的所有街巷、主要单位、建筑物位置的通用比例尺和专用比例尺地理信息系统。

（4）常见疾病的抢救常规和应急措施。

（5）特殊事故的抢救常规和应急措施：包括各类爆炸、有毒物品污染、中毒等。

4. 查询和统计

（1）院前急救原始资料查询，根据呼救时间、电话号码、患者姓名、派车单号、录音编号等，对院前急救调度全过程的声音、文字、图像和急救站的反馈信息等进行查询。

（2）大型事故的查询统计，包括查询大型事故的基本信息和处理过程的声音、文字、图像信息，并进行分类统计。

（3）院前急救调度信息统计，包括接话总数、有效接话数、平均响应时间、形成派车单时间、误差率等。

（4）院前急救出车统计，包括出车总数、空诊率、到达现场时间、返回急救站时间、误差率等。

（5）院前急救病例统计，按病例的性别、年龄、病种、急救结果（死/活）等分类统计。

5. 远程通信

在发生重大事件时，可以通过远程通信功能实现多方可视电话会议，访问各地区或城市的院前急救信息。同时，可以利用远程通信功能，实施院前急救知识和技能的远程培训以及开展远程会诊等。

## 七、院前急救技术的运用

包括了心肺复苏术、除颤术、气管插管术、环甲膜穿刺术、静脉穿刺术、止血、包扎、固定、搬运等技术。这里主要介绍搬运技术，其他的急救技术在后面的章节里介绍。搬运过程含有科学、规范的技术成分，应遵循"及时、迅速、安全、节力"的原则，防止再损伤。

搬运技术主要包括徒手搬运法、器械搬运法、特殊伤病员搬运法。

### （一）徒手搬运法

凭人力和技巧，不使用任何器具的一种搬运方法。该方法常用于担架或其他搬运工具无法通过地方，如狭窄的阁楼和通道等。此法对搬运者、伤病员来说比较劳累，尤其是对于危重者，有可能加重病情。

1. 扶持法

救护者站在伤病者身旁，将伤者的一侧上肢搭在救护者肩上，救护者用一手抓住伤病员的手，另一只手扶伤病员的腰部，搀扶其缓慢行走。适用于病情较轻、能站立行走的清醒伤病员。

2. 抱持法

救护者蹲在伤员的一侧，面向伤员，一只手放在伤员的大腿下，另一只手绕到伤员的背后，然后将其轻轻抱起。适用于年幼伤者，或没有骨折，伤势不重的体重较轻者，是短距离搬运的最佳方法，伤病员如有脊柱或大腿骨折禁用此法。

3. 背负法

救护者背朝向伤病员蹲下，将伤病员双手交叉在救护者胸前，两手紧握。救护者抓住伤病员的大腿，慢慢站起来。适用于老、幼、体重轻、清醒的伤患者，如有上、下肢骨折，脊柱骨折和胸部创伤的伤病员不宜采用。

4. 拖行法

救护者抓住伤员的踝部或双肩，将伤员拖出现场。拖拉时不要弯曲或旋转伤员的颈部和后背，如伤员穿着外衣，可将其纽扣解开，把伤员身下的外衣拉至头下，这样拖拉时，可使伤员头部受到一定保护。在非紧急情况下，勿用此种方法，以免造成伤病者再损害。适用于体重、体型较大的伤患者，自己不能移动，现场又非常危险需要立即离开时。

5. 双人轿杠式

2名救护者面对面各自用右手握住自己的左手腕，再用左手握住对方右手的手腕，然后，蹲下让伤病员将2手分别放到2名救护者肩上，再坐到救护者相互握紧的手上。2名救护者同时站起，行走时同时迈出外侧的腿，保持步调一致。适用于能用一臂或双臂抓紧救护者的清醒伤病员。

6. 双人椅托式

2名救护者面对面蹲在伤员的两侧，各自将靠近伤员一侧的手伸到伤员背后扶持，将另一只手伸到伤病员的大腿中部，握住对方的手腕，同时站起，行走时同时迈出外侧的腿，保持步调一致。适用于体弱而清醒的伤患者。

7. 双人拉车式

2名救护者，一人站在伤员的背后将两手插入伤病员腋下，把伤病员抱在怀里，另一人反身站在伤员两腿中间，手臂夹住伤病员的膝部，两人步调一致慢慢抬起，卧式前行。适用于意识不清的伤病员，或在狭窄地方搬运伤者。

8. 多人搬运

可3～4人。救护者站在伤员未受伤一侧的肩、臀和膝部旁，同时单膝跪在地上，分别抱住伤员的头、颈、肩、后背、臀部、膝部及踝部。救护者同时站立，抬起伤员，齐步前进，以保持伤员躯干不被扭转或弯曲。适用于脊柱骨折的伤者。

### （二）器械搬运法

器械搬运法是指用某些简易的辅助工具（如床单、被子、椅子、木板等）或轮椅、担架、轮式担架

（车床）作为搬运器械的一种搬运方法。搬运器械越来越多，更加的人性化，以适应现在的需要，下面介绍几种搬运器械。

1. 自动上车担架

与救护车配套使用，仅需一个操作就可顺利上下救护车，担架推进救护车时，支架能自动折叠，进入救护救护车后，担架锁定不溜动；担架拉出救护车时，支架自动释放，并分别锁紧前、后支架，操作方便灵活（图2-2）。

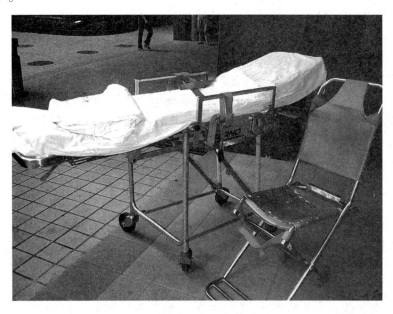

图2-2　自动上车担架

2. 铲式担架

由对称两部分组成，形似铲，故得名。其头尾两端各有一开关按钮，控制担架的开合。担架两侧设有输液器插杆插孔，手抬把手孔及接各种引流管挂钩孔隙。当病人平卧时，担架分开由病员两侧铲入合拢锁定，抬至需要地方后又按压开关，担架由两侧脱离，此过程对病员是整体移动，而避免部分躯体运动及不规则运动。优点是省人力，重量轻，可拆卸、体积小，储放方便，尤其适用于颈、胸、腰椎损伤的伤病员搬运（图2-3）。

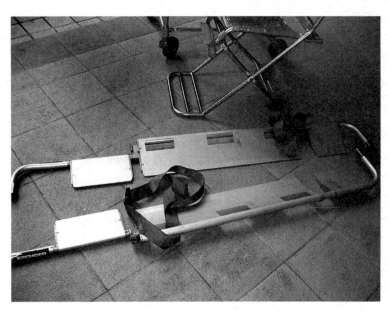

图2-3　铲式担架

3. 楼梯担架

采用铝合金材料，结构轻巧灵活。可折叠式结构便于携带，用于救护骨折患者，上下楼道之用（图 2-2）。

4. 过床板

过床板采用轻巧耐用的特殊高分子材料制成，很薄，重约 4.5 kg，正面是光滑面，反面是防滑面，两边有 1 对手孔，称提携手柄，方便前后左右移动，滑板四周设计成弧形缘，可以任意方向、任意角度将滑板置入患者身下，而患者不需大幅度挪动，2 名医务人员就能使患者舒适、安全地过床不但使节省人力，而且避免患者受到身体的损害。

**（三）特殊伤病员的搬运法**

1. 拉车式搬运

搬运时，由 3 ~ 4 人同时托住伤员的头、肩、臀和下肢，不使伤员的脊柱弯曲以免造成脊髓断裂和下肢瘫痪的严重后果。因此，不能用普通软担架搬运，要使用硬板床或铲式担架。

2. 颈椎骨折患者的搬运

搬运方法同脊柱骨折。首先要给予颈托固定，专人牵引，固定头部，然后一人托肩，一人托臀，一人托下肢，动作一致抬放到硬板担架，颈下必须垫一小枕，使头部与身体成直线位置。颈两侧用沙袋固定，肩部略垫高，防止头部左右扭转和前屈、后伸。

3. 胸、腰椎骨折患者的搬运

由 3 ~ 4 人分别扶托伤员的头、肩、臀和下肢，动作一致，把伤员抬到硬板担架上，或用铲式担架抬起。

4. 骨盆骨折患者的搬运

应使伤员仰卧，两腿髋、膝关节半屈、膝下垫好衣卷，两大腿略向外展。用三人平托式放在担架上或用铲式担架搬运。

5. 腹部内脏脱出患者的搬运

严禁把脱出的内脏送回腹腔，应首先用无菌圆碗保护脱出的内脏，搬运时伤员应采取仰卧位，膝下垫高，使患者腹壁松弛，减少痛苦。

6. 颅脑损伤患者的搬运

颅脑损伤（包括脑膨出）搬运时伤员应向健侧卧位或稳定侧卧位，以保持呼吸道通畅，头部两侧应用衣卷固定，防止摇动并迅速送医院。

7. 颌面伤患者的搬运

伤员应采取健侧卧位或俯卧位，便于口内血液和分泌液向外流，保持呼吸道的通畅，以防止窒息。若伴有颈椎伤时，应按颈椎伤处理。

8. 身体带有刺入物患者的搬运

包扎伤口，固定刺入物，方可搬运。避免挤压、碰撞，途中防止震动，以防刺入物脱出或深入。

# 八、院前急救物品的配备

按救护车的功能来确定物品的配备，急救型救护车上的物品种类应与院内抢救室内物品配置一样，由于急救环境与空间的限制，器械的选择应以体积小、重量轻、操作简易为原则，以满足对危重病人的急救需求。而运送型救护车主要用于转送病人，此类病人病情相对稳定，因而救护车上的配置可以酌情减少，以减少医疗资源的浪费。

1. 器械

简易呼吸器、人工呼吸机、吸痰机、除颤仪、心电图机、心电监护仪、血糖仪、血压计、环甲膜穿刺包、氧气瓶、氧气袋、自动上车担架、楼梯担架、铲形担架、输液加压器、气动止血带等。

2. 物品

听诊器、体温表、深静脉穿刺包、胸穿包、产包、导尿包、充气夹板（各型号）、三角巾、颈托、气管插管箱 1 个、外科出诊箱 1 个、妇科出诊箱 1 个、五官科出诊箱 1 个、烧伤床单、吸痰管、注射器（各型号）、各式的针头、输液管、砂轮、胶布、止血带、消毒用物 1 套、电源线 1 个、剪刀、纸张（病历、收费单、死亡证等）。

3. 药品

盐酸肾上腺素、异丙肾上腺素、去甲肾上腺素、多巴胺、阿拉明、洛贝林、可拉明、西地兰、呋塞米、氨茶碱、地塞米松、硝酸甘油、阿托品、罗痛定、胃复安、山莨菪碱、苯巴比妥、苯海拉明、维丁胶性钙、葡萄糖酸钙、安乃近、复方氨林巴比妥、胞磷胆碱、维生素 $B_6$、缩宫素、异丙嗪、肾上腺色腙、苏诺、普罗帕酮、维拉帕米、利多卡因、哌替啶、吗啡、50% 葡萄糖注射液、0.9% 氯化钠注射液、心痛定、地西泮、亚硝酸异戊酯等。

4. 大输液

5% 葡萄糖氯化钠注射液、5% 葡萄糖注射液、0.9% 氯化钠注射液、林格液、20% 甘露醇、5% 碳酸氢钠、血浆代用品等。

## 九、护理体检

由于院前急救的特殊性，人力、物力、时间都是有限的，因此，医护之间要密切配合，共同完成救护任务。主要的急救护理工作包括：护理体检、急救护理措施的实施、安全转运及途中监护。

### （一）护理体检的原则

1. 尽量不移动病人，尤其对不能确定的创伤病人。

2. 注意"四清"。

（1）听清病人或旁人的主诉（发病经过、表现）。

（2）问清与发病或创伤有关的细节。

（3）看清与主诉相符合的症状体征及局部表现。

（4）查清阳性体征。

3. 恰当应用基本物理检查，尤其侧重于对生命体征的观察。

4. 体检应迅速而轻柔，全面但重点突出。

5. 体检中要随时处理直接危及生命的症状与体征。

### （二）护理体检顺序

1. 判断意识状态，气道是否开放。

2. 测量生命体征，必要时做心电图、微量血糖检测。

3. 观察病人一般情况，如言语表达能力、四肢活动情况等。

4. 全面体检，重点突出。依次从头、颈、胸、腹、脊柱、四肢、伤口进行检查。

## 十、急救护理措施

院前医疗救护的目的是挽救和维持伤病员的生命，减轻伤病员的痛苦，减少并发症的发生，因而以对症治疗为主。急救护理措施主要是给伤病员予安全舒适的体位，保持呼吸道通畅，有效的氧疗，建立有效的静脉通道，观察和维持生命体征的平稳等。此外，针对不同专科、不同病情给予护理准备工作，如暴露伤口便于处理，为烧伤病人剪去衣服，脱去毒物、化学品污染的衣物，保存好离断的肢体等。

### （一）给伤病员予安全舒适的体位，注意保暖

1. 在不影响急救处理的情况下，对轻症或中、重度的伤病员可采用平卧头侧位或屈膝侧卧位。这种体位可保持呼吸道通畅，防止误吸。尤其在处理成批伤病员时，对轻症或中、重度的伤病员不能照顾周全，这种体位具有最大的安全性（图 2-4）。

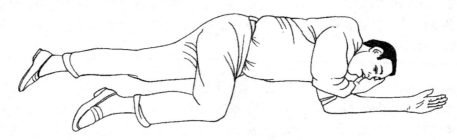

图 2-4　屈膝侧卧位

2. 如果伤病员面部朝下，但必须要移动时，应把伤病员整体翻转，即头、肩、躯干同时转动，避免躯干扭曲，头、颈部应与躯干始终保持在同一个轴面上（图 2-5）。对有脊髓损伤的伤病员不适当地搬动可能造成截瘫。

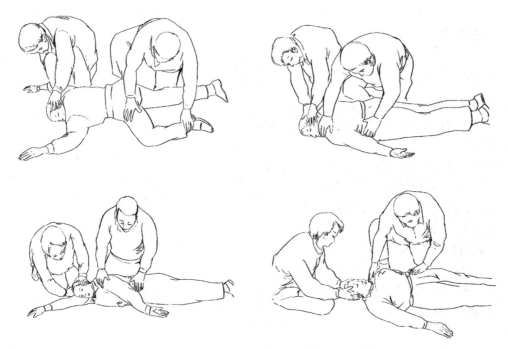

图 2-5　面部朝下患者翻转法

**（二）保持呼吸道通畅**

当伤病员无反应或无意识时，肌张力下降，舌体和会厌可能阻塞咽喉部，舌又是造成呼吸道阻塞最常见的原因。有自主呼吸时，吸气时气道内呈负压，也可将舌体、会厌或两者吸附到咽后壁，产生气道阻塞，此时可采用口咽通气管来保持呼吸道通畅。如无颈部创伤，可用仰头抬颏法开放气道，并清除口中异物和分泌物。如果假牙松动，应取下，以防脱落阻塞气道。

1. 仰头抬颏法

把一只手放在伤病员前额，用手掌把额头用力向后推，使头部向后仰，另一只手的手指放在下颏处，向上抬颏（图 2-6）。

2. 托颌法

把手放置于伤病员头部两侧，肘部支撑在伤病员躺的平面上，手握紧下颌角，用力向上托下颌。因为舌附在下颌上，把下颌向上抬，使舌离开咽喉部，使气道打开。此法效果显著，但费力，有一定技术难度。对于怀疑有头、颈部创伤的伤病员，此法更安全，不会因颈部动作而加重颈部损伤（图 2-7）。

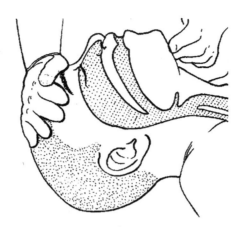

图 2-6　仰头抬颏法

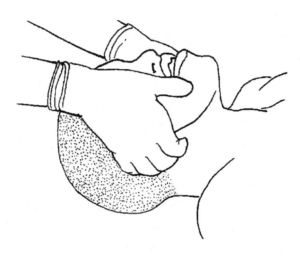

图 2-7　托颌法

**（三）有效的氧疗**

院前急救中的给氧途径包括：鼻塞、鼻导管、面罩、简易呼吸囊、气管插管等。可根据伤病员发生缺氧的可能机制选择切实有效的给氧途径，并根据呼吸困难的程度，随时调节给氧的浓度；密切观察氧疗的效果，缺氧是否改善。

**（四）建立有效的静脉通道**

在院前抢救伤病员时，常规开通较大的静脉通道，便于提高输液速度，准确有效使用急救药物。

1. 静脉穿刺部位一般选择前臂静脉或肘正中静脉，尤其在进行心肺复苏时，选择上肢静脉明显优于下肢静脉。

2. 尽量选择使用留置针，并固定牢固，以防在伤病员躁动、体位改变和搬运过程中脱出或穿破血管。

3. 对于低血容量休克的患者来说，尽快恢复有效循环血量是抢救成功的关键，应争分夺秒，迅速建立 2 条静脉通道，多采用 16 ～ 18 号静脉留置针进行静脉穿刺，以迅速达到补充血容量的目的。

4. 疑有骨盆骨折、腹部内脏出血损伤时不能从下肢静脉输液，不能在受伤肢体远端输液。

5. 心肺复苏时，如在静脉通道尚未建立之前已完成气管插管，急救药物如肾上腺素、利多卡因、阿托品可通过气管内给药。

**（五）脱去病人衣物的技巧**

有时为了暴露伤口、便于抢救与治疗、减少脏衣服的污染，要为病人脱去衣物。为了避免加重伤情，脱去病人衣物时需要掌握一定的技巧。

1. 脱上衣法

解开衣扣，将衣服尽量往上推，背部衣服向上平拉，提起一侧手臂、弯曲，脱去一侧衣袖；之后，把扣子包在衣服内卷成一卷，将衣服从颈后推至对侧，拉出衣袖从另一侧手臂脱下。要注意先健侧后患侧，如为争取抢救时间，可用剪刀剪开衣服。

2. 脱长裤法

病人平卧位，把长裤推至髋下，保持双下肢平直，将长裤向下平拉脱出。注意还要随意将下肢抬高或弯曲。

3. 脱鞋袜法

托起并固定踝部，顺脚型方向脱下鞋袜。

4. 脱除头盔法

用力将头盔向两侧板开，解除夹头的压力，再将头盔向后上方托起，即可除去。动作要稳妥，以免加重伤情。

### （六）配合医生进行现场急救

心肺复苏、给药、止血包扎、固定等急救处理。

### （七）保存好离断的肢体

及时妥善处理好离断肢。如手指或肢体被截断时，要将离断的部分用生理盐水冲洗后，用无菌纱布包好放入塑料袋内，同时将碎冰放在塑料袋外面，带到医院以供再植。注意不能把离断肢体直接放入碎冰中，致使离断的部位无法再植，离断的组织亦可能对创面修复有作用。

经过现场的急救处理后，一旦病情允许，应迅速将伤病员转送医院接受进一步的治疗（图2-8）。

## 十一、不同转运工具的转运特点

院前急救的重要性日益受到重视，以前简陋的改装救护车也渐渐地被专业的急救车取代。随着城市建设步伐的加快，城市交通越来越拥挤，地铁、高架桥、隧道以及新颖旅游项目的兴建，一旦在上述地点发生灾害突发事故时，救护车难以进入现场，澳大利亚、瑞士、意大利、德国等国开展了航空救护，我国有的地区也逐渐地开展航空救护，英国、泰国以及我国香港等开展了摩托救护，转运工具的不断改良与发展，使得院前急救在装备上、速度上有了长足的进步。不同的转运工具有着不同的特点。

### （一）救护车

救护车是使用最为广泛的转运工具，救护车的特点：具有快速、机动、方便、经济，但易受气候条件影响等特点，是转运伤员的主要工具之一。救护车辆应设计合理，保证良好的担架通道和固定系统、良好的照明和温度控制、充足的气源和电源以及良好的通信，同时留给医护人员足够的工作空间和配备储藏间。现代的急救车按其功能大概可分为以下几类。

1. 救护指挥车

具有现场指挥功能的救护车，主要用于大型灾害、事故的现场急救指挥工作。

2. 运送型救护车

拥有一般的急救医疗设备和药品，能对现场或运送过程中的伤病人员进行救治的救护车

3. 急救型救护车

拥有急救复苏所需的急救设备和药品，能在现场或运送途中对危重伤病人员进行抢救、监护的救护车。

4. 卫生防疫救护车

拥有卫生防疫专业急救设备，能够对现场疫情进行紧急处理的救护车。

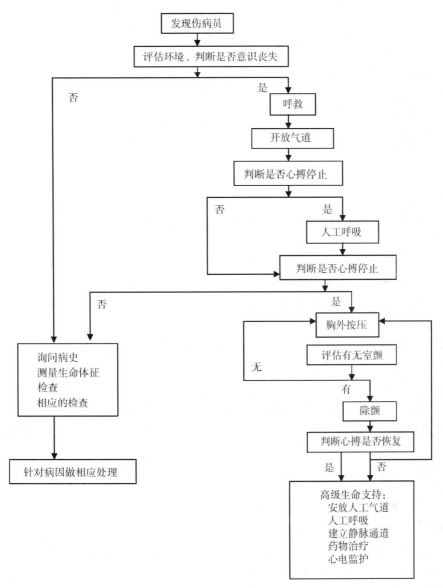

图 2-8　急救处理流程

5. 流动伤者治疗中心

据我国香港地区现行指令，每当有大型意外事件发生，需要 4 辆或以上救护车同时出动的时候，一辆名为流动伤者治疗中心的车辆就会调派到现场协助拯救。流动伤者治疗中心除了装有发电机自供空气调节和灯光系统外，更备有充气帐篷、各种急救器材、洗手设备以及外科手术仪器供医生进行初步手术之用。在长时间的拯救行动及大量伤者的意外事件中，就像把一间小型医院开到了现场，在救援工作中起到重要的作用。

**（二）救护电动单车**

救护电动单车的特点：灵活、快速、不受交通阻塞的影响，但人力、物力资源有限。在标准救护车可能因交通阻塞而延误到现场时，救护电动单车可在第一时间到达，利用救护设施稳定伤病者的情况。这些电动单车除装有无线电话、警号、警示灯外，更备有 2 个储物箱以存放必要的救护器材。

**（三）航空救护**

在救护过程中，直升机救护的优势不仅体现在"急"和"快"上，它还有很多地面救护难以拥有的优势，如当救护路程遭遇交通堵塞、道路塌方、地震、高山险要等情况时，空中救护就是一个最好的补充。航空急救中心应有专门的停机坪、技术装备、管理制度和运作制度，是一个真正意义上的、完整的航空急救系统。而一个现代化的城市如果没有空中救援系统是一个缺憾，因为它担负的不仅是医学救援任务，还可以在公共突发事件中实现紧急救援。航空救护的特点：航空救护具有速度快、效率高、平稳舒适、不受道路、地形的影响，可将危重伤员迅速转运到医院治疗等优点。但飞机转运也有不足之处，例如随着飞机高度的上升，空气中氧含量减少，氧分压下降，对心肺功能不全患者会加重病情。另外，飞机上升或下降时气压的升降变化，会使开放性气胸的伤员纵隔摆动，加重呼吸困难。腹部手术的伤员可引起或加重腹部胀气、疼痛、伤口裂开。飞机的噪声、震动、颠簸均可引起伤员晕机、恶心、呕吐等。因而，除了与陆上救护相同外，还应注意以下几点。

1. 上机前要做好相应的准备工作，准备好各种急救医疗药品、器械、担架、被服、便器、呕吐袋等。

2. 伤员的体位。用大型运输机转运成批伤病员时，登机应注意按先轻后重，以保证下机时先重后轻，应按检伤分类结果划分区域进行医疗监护，伤员可横放二排，中间为过道，便于医护人员巡视及治疗。休克病人因血容量少、血压低，头部应朝向机尾，以免飞行中引起脑缺血。

3. 登机后重伤病员均应实施心电监护，保持静脉输液、尿道及各种管道的通畅，特别注意保持呼吸道通畅。由于空中温度、湿度较低，气管切开、气管插管的伤病员应配有雾化器、加湿器等，并定时在气管内滴入 $1 \sim 2 \text{ mL}$ 等渗盐水，使其保持气道湿润，防止气道内分泌物黏稠结痂，阻塞气道。对气管导管的气囊，在空运中为避免气压降低引起膨胀，压迫气管黏膜造成缺血性坏死，气囊内空气注入量应适当减少，等飞机着陆后再适当补充。

4. 外伤导致的脑脊液漏患者，因空气中气压低会增加漏出量，要用多层无菌纱布加以保护，严防逆行感染。

5. 头颅面部外伤波及中耳及鼻旁窦时，空气可能由此进入颅腔，引起颅内压增高。可在鼻道内滴入麻黄碱或肾上腺素等血管收缩药，以保持中耳腔、鼻旁窦与外界畅通。

6. 昏迷患者因眼球易外露，导致角膜干燥，要定时点滴氯霉素眼液、眼膏及眼球上覆盖无菌纱布加以保护。

7. 由于飞机没有专用的床位，应采取有效措施固定担架及伤病员，防止飞机晃动时造成伤病员的再损伤。

## 十二、途中监护

搬运对于危重病人来说也是一种危险的因素，尤其是对于病情不稳定的病人，可能会导致病情的恶化，因此，在搬运之前，一定要做好相应的急救措施，尽量稳定病情；搬运过程中要谨慎小心，避免过多地改变病人的体位或剧烈震动病人；一旦病人进入了救护车，就要充分地利用车上的设备对病人进行监护，以及时发现病情变化。

1. 合理的体位

根据病情选择，一般重伤员均可取仰卧位，颅脑损伤和呕吐病人头应偏向一侧，以免发生窒息。

2. 呼吸系统的监测

观察气道是否通畅，呼吸频率、节律、深度有无改变，口唇、末梢有无发绀，连续监测血氧饱和度；氧气是否充足，缺氧是否改善；使用机械通气时，密切观察两侧胸廓起伏是否对称，人机是否同步，呼吸机参数是否正常等。

3. 循环系统的监测

做好心电监护，观察频率，是否存在严重心律失常，血压是否正常等。

4. 维持有效的静脉通道

观察静脉通道是否通畅、输液的速度是否合适，注意用药安全。

5. 神经系统的监测

观察患者的意识状态，瞳孔大小、对光反射是否灵敏。合并颅脑伤时，伤病员意识由安静转入躁动，或由躁动转入沉睡，结合瞳孔变化，要考虑有继发颅内血肿、脑疝的可能。

6. 严密观察伤情

注意伤员面色、表情、伤口敷料污染程度。

## 十三、注意事项

在急救工作中，除了与院内急救的相同注意点外，还应注意以下几点。

1. 执行医嘱时，严格三查七对，三清一复核的用药原则。空安瓿保留回院以便核对。

2. 对生命体征不稳定者，或在转送途中有生命危险的伤病员，应暂缓转送。

3. 搬运前测量各项生命体征，向患者家属或单位人员说明病情、途中可能发生的意外情况，取得同意与谅解。

4. 转送危重伤病员要及时与收治医院联系，让医院做好接收的准备。

5. 如病人可能出现气道的并发症或呼吸衰竭，应在出发前进行气管插管及机械通气；如果存在气胸或因肋骨骨折可能导致气胸，应行胸腔引流后再转运。

6. 医护人员应陪护在患者身边，严密观察，发现病情变化要立即做急救处理，如行驶中不能操作，应立即停车急救。

7. 救护车行驶平稳，担架床要牢固固定，确保伤病员安全。同时，要注意到自身安全也一样的重要，使用安全带及抓紧扶手。

8. 做好相关的医疗护理记录，到院后，应向该院救护人员介绍病情、处理经过，以供下一步的救治做参考。

## 十四、院前急救技能培训

院前医疗急救工作主要由院前急救医生、护士共同完成，这就需要院前急救医生、护士掌握所必需的急救知识和技能，为广大伤病员提供救护车服务或其他特殊的医疗服务。因此院前急救技能的培训也显得尤其重要。这里主要从成人基础生命支持、成人气管插管术、急救止血包扎、脊柱损伤的固定与搬运进行阐述。

### （一）成人基础生命支持

基础生命支持（BAsic Life Support），又称现场急救或初期复苏处理，是指专业或非专业人员进行徒手抢救技能。包括三个主要步骤：即开放气道、人工呼吸和胸外心脏按压。主要目的是保证心、脑及全身重要脏器供氧，延长机体耐受临床死亡的能力。

1. 适应证

各种原因造成的呼吸循环骤停。

2. 禁忌证

（1）胸壁开放性损伤。

（2）肋骨骨折。

（3）胸廓畸形或心包填塞。

（4）凡已明确心肺脑等重要器官功能衰竭无法逆转者，可不必进行复苏术。如晚期癌症等。

3. 基础生命支持流程

（1）评估：首先确认环境安全后对病人进行快速的判断，对患者气道是否开放、有无呼吸脉搏以及是否存在除颤心律等进行评估。

（2）开放气道，确定口腔无分泌物，无假牙，检查呼吸，如无呼吸给予球囊2次通气，保证胸廓有效抬起。

（3）检查脉搏，如无脉搏则予以胸外按压，如脉搏存在则每5～6 s通气1次，每2分钟检查1次脉搏。

（4）胸外按压：摆放复苏体位，确定按压位置两乳头连线中点（胸骨中下1/3处），用左手掌跟紧贴病人的胸部，两手重叠，左手五指翘起，双臂伸直，用上身力量用力按压30次（按压频率至少每分钟 100 次，按压深度至少 5 cm）。

（5）人工呼吸：应用简易呼吸器，一手以"CE"手法固定，一手挤压简易呼吸器。

（6）持续 2 min 高效率的 CPR：以心脏按压：人工呼吸 = 30 ：2 的比例进行，操作 5 个周期。（心脏按压开始送气结束）。

（7）除颤仪到位后即判断，如为可除颤心律，则立即予除颤，持续高效的胸外按压，尽早给予高级生命支持。

4. 注意要点

（1）确保自身和患者所处环境安全。

（2）判断患者反应时应双手拍击患者的双肩并大声在患者耳边呼叫。

（3）怀疑脊柱损伤时，开放气道及翻身时要注意保护脊椎。

（4）保持高效快速的胸外按压。

（5）对于目击倒地的心搏骤停患者，应即刻实施 CPR，尽早除颤。

（6）及时联系 120 急救医疗指挥中心，做好运送和交接的联系与沟通。

5. 小结

对于心搏骤停患者，时间就是生命，尽早进行心肺复苏，以及快速准确予除颤，提高抢救成功率，降低病死率。

### （二）成人气管插管

气管插管术是指将特制的气管导管通过口腔或鼻腔插入病人气管内，是一种抢救病人和气管内麻醉的技术，也是保持上呼吸道通畅最可靠的手段。其中经口直视下气管插管是急救中最基本最常用的插管技术，因为其操作简便、快捷，尤其适用于现场急救。

1. 适应证

心搏骤停、呼吸衰竭、呼吸肌麻痹或呼吸抑制、气道的反射功能消失、窒息等情况。

2. 禁忌证

喉水肿、气道急性炎症及咽喉部脓肿，如果患者为胸主动脉瘤压迫气管、严重出血体质者，应谨慎插管。

3. 气管插管流程

（1）评估：对患者的气道进行快速地评估，决定插管需要的器械、人员以及困难气道的急救和气管插管的途径等，提高插管的成功率。

（2）操作要点：①患者体位为平卧位、头后仰、下颌抬起，使气管、喉、口腔三个轴线尽可能变成一条轴线，便于直接看到喉部和声门。②清除口腔分泌物，同时使用球囊面罩接纯氧辅助通气 3 min，如患者为清醒应适当给予镇静。③使用喉镜暴露声带和声门，放入气管导管，确定导管位置正确后即予妥善固定，同时做好记录插入深度。

4. 注意事项

（1）插管前做好气道情况的评估，了解病史、病情，以及体查后进行判断，提前预见是否为困难气管插管，做好准备，以减少插管带来的并发症，提高插管成功率。

（2）固定：做好导管的固定，防止导管的脱出和移位，同时避免导管上下滑动，损伤黏膜，在搬动患者或改变体位时对导管做好固定保护。

（3）气管插管后，应做好患者气道分泌物的管理，及时清除分泌物，防止分泌物的误吸以及增加感染的风险。

5. 小结

气管内插管是急救中最基本、最常用插管技术，是保持上呼吸道通畅最可靠的手段。

### （三）急救止血包扎

止血包扎是最基本、最紧急的急救技术。止血的目的在于控制出血，保存有效的血容量，防止出现低血容量性休克。

**1. 止血术**

出血分为动脉出血、静脉出血、毛细血管出血，按照不同出血形式，选择不同的止血方法，主要包括直接压迫止血法、指压动脉止血法、结扎止血法、加压包扎止血法、填塞止血法、止血带止血法等6种。

（1）止血术要点：①直接压迫止血法是指用无菌敷料覆盖伤口，用手直接在伤口施压，迅速转运医院处理。②指压动脉止血法适用于头面部和四肢的大出血，用手指压迫伤口近心端动脉，将动脉压向深部的骨头，达到快速止血的目的。本方法需要准确掌握动脉压迫点的位置，适中力度，压迫时间为10～15 min。③加压包扎止血法适用于各种伤口，先用无菌纱布覆盖压迫伤口，再用绷带加压包扎，是一种比较可靠的非手术止血法。④填塞止血法适用于颈部和臀部较大而深的伤口，使用无菌纱布塞入伤口内，如一块纱布止不住出血，可再加纱布，最后用绷带加压包扎固定。颅脑外伤引起的鼻耳眼等处出血禁用填塞止血法。⑤止血带止血法适用于四肢大出血，使用橡皮止血带或者气压止血带以及布条进行止血，主要结扎在伤口的近心端，上肢应扎在上臂上1/3处，下肢应扎在股骨中下1/3交界处。

（2）注意事项：①使用止血带的部位应该有衬垫，松紧度适中，以出血停止，远端摸不到脉搏为合适。②时间不宜太长最长不超过3 h，每隔40～50 min放松3～5 min。③在明显部位标明时间、部位、伤情等。

**2. 包扎术**

包扎术是指快速准确地将伤口包扎，达到快速止血，保护伤口，固定敷料，防止再次污染，减轻疼痛的作用，以利于伤口的早期愈合、转运和进一步治疗。

包扎术方法包括环形包扎、螺旋形包扎、八字包扎、回返包扎、螺旋反折包扎、三角巾包扎。

（1）包扎术要点：①环形包扎主要用于固定和加压。②螺旋形包扎主要用于四肢、手指、躯干等处的包扎。③八字包扎主要用于关节部位的固定。④回返包扎用于头部、肢体末端或断肢端的包扎。⑤螺旋反折包扎用于肢体上下粗细不等部位的包扎，如小腿、前臂等处。⑥三角巾包扎主要用于头部、躯干以及手、足等部位的包扎。

（2）注意事项：①尽量戴无菌手套实施操作。②加盖敷料，封闭伤口，防止污染。③不要轻易取出伤口异物，也不要把脱出体腔的内脏送回。④包扎时保持患肢处于功能位，同时包扎的松紧度适中，患肢循环良好。

（3）小结：止血包扎应做到动作轻巧，避免接触伤口，如需要接触伤口，则敷料必须无菌，以免增加伤口的感染机会；应尽量使用方便轻巧的材料来进行包扎固定，例如头套等，减少现场急救处理时间。

**3. 脊柱损伤的固定与搬运**

搬运目的是为了使患者尽快离开危险区，实施现场急救，防止损伤加重，最大限度地挽救生命，包括徒手搬运和器械搬运。徒手搬运适用于较轻的患者，主要有挽扶、背驮、双人搭椅、拉车式等方法，器械搬运主要用于较重的患者，主要包括担架、折椅等，这里主要讲述怀疑脊柱损伤时的搬运。

（1）操作流程。

①评估：快速进行现场评估，确保环境安全后进入现场，从患者足位接近患者，经过对病情病史以及体查后快速做出判断。

②搬运：对怀疑有脊柱损伤的患者，应由3～4人配合搬运，如有颈椎损伤指征，应立即予颈托固定头部，搬运者同时将患者水平抬起或者轴线翻身，平稳放至担架并做好固定，同时使用硬质担架或铲式担架搬运，在肩胸腰臀膝关节上下踝关节等处固定，在此过程中重要的是保持脊柱与肢体在一轴线上，避免脊髓损伤。

（2）注意事项：①搬运过程中动作轻稳，监护伤员病情变化。②必须保持脊柱固定伸直，不可扭曲。

**4. 小结**

搬运是为了使伤者更快的接受延续性治疗，最大限度地减轻伤残，挽救生命，搬运过程中要监护伤员，严密观察患者生命体征，注意保暖、避风、受压，同时注意自身安全。

# 第三节 急诊分诊

分诊是根据病人的主要症状和体征，区分病情的轻重缓急及隶属专科，进行初步诊断，安排救治顺序的过程。分诊的重点是病情分诊和专科分诊，是抢救危重伤病人的重要环节。分诊是急诊护理工作中重要的专业技术，所有的急诊就诊病人均要先通过护士分诊后，才能得到专科医生的诊治，如果分诊错误，则有可能延误了危重病人的抢救治疗时机，甚至危及病人生命。

## 一、分诊的目的、功能

医院几乎都设有急诊科（室），为了使危重病人随时得到救治，急诊科 24 h 不间断地提供急救医疗服务。由于社会的不断发展，人们工作时间与门诊开放时间的冲突及人们生活节奏的加快，大量的病人认为急诊科能使他们尽快地就医，节省了看病时间。因此，造成了在急诊科就诊的病人中，绝大部分的病人是属于非急症的患者，只有少部分的病人病情急重，需要急救处理。据国外文献及国内急诊资料统计分析表明：在急诊科就诊的患者中只有 20% 的患者属于真正意义上的急诊患者，而 80% 的患者是"非急诊患者"。毕竟，急诊科的人力、物力及空间资源是有限的，难以应付日益增多的来诊病人，如何使有限的急诊资源能充分发挥作用，急诊分诊制度就显得尤为重要。它可把危重病人与非急诊病人分开，使真正需要急救处理的病人能第一时间得到救治，提高病人的抢救成功率，减少伤残率。

### （一）分诊的目的

急诊分诊是急诊工作的重要组成部分，通过对病人的主观与客观资料的收集，评估病人病情的危急程度，迅速确认那些紧急的、具有生命危险的病人，使危重病人立即得到急救措施，以减少病人的病死率及致残率，提高病人的生存质量；同时，通过安排病人就诊的先后顺序，充分利用急诊科的资源，增加急诊的工作效率，减少患者的等待时间；另外，对急诊科难于容纳的非急诊病人可分流至门诊，减少急诊科的拥挤，使急诊工作有计划有秩序地进行，做到"忙而不乱，快而准"，合理科学地分配急诊科医疗资源和医疗空间。

### （二）分诊的功能

急诊病人病情复杂，症状急、重、发展迅速，病人及家属的心态和求医心理复杂多样。尤其是突发性疾病，病人均暂时失去了控制生理良好状态的能力，被迫进入一个陌生的环境，其心理完整性受损，对病情的不可预知性使病人及家属普遍存在着恐惧、焦虑的心理，故病人就诊的第一需求则是能尽早看到医护人员，求得帮助。因此，急诊科的工作，强调的是快速、准确、及时、有效，挽救病人的生命，解除病人的痛苦，在病人就诊最初的几分钟内，迅速评估、判断，将危急、紧急、次急和非急诊患者分流到相应的最佳区域进行处置，使急诊救治有效快捷和更具有针对性。

分诊的功能包括以下几种。

1. 对病人的症状、体征给予快速地评估，根据危急程度，安排优先诊治顺序，使危重症病人得到及时救治。

2. 给予病人初步的急救措施，如止血、包扎、吸氧、输液。

3. 根据病情安排病人进行简单的化验检查，如血、尿、粪常规、心电图检查、微量血糖测定等，缩短病人的候诊时间。

4. 迅速准确的分诊可以减少病人因各种会诊、检查而耽误时间，缩短了病人的看病时间，避免在会诊、检查过程中因病情变化而延误治疗。

5. 对候诊的病人进行监管，发现病情变化及时重新评估，调整分类级别。

6. 使病人得到医护人员的关心，减轻病人与家属的焦虑程度。

7. 通过分诊、分流，使急诊资源充分利用，减少确实需要急救措施病人的等候时间。

8. 给予病人及家属医疗咨询，提供适当的健康教育，改善医疗服务质量，提高病人的满意度。

9. 在遇有枪伤、殴打、车祸等病人时应向有关机构报警。

10. 遇到成批伤病员时及时通知上级，协助调配抢救人员。

## 二、分诊种类及分类系统

急诊分诊作为急诊工作的第一关，关系到整个急诊工作的医疗护理质量。急诊分诊的目的是护士针对病人不同的病情和可能的病因，根据病情的轻重缓急确定就诊的先后次序，安排合适的诊疗区域，并同时对于危重病人使用绿色通道，缩短等待时间，提高急诊救治率。

**（一）分诊种类**

根据分诊的地点不同，可以将分诊分为院前分诊、灾难分诊和院内分诊。

1. 院前分诊

院前分诊与院内分诊不同，院前分诊重点是对现场的管理，对伤病员的伤情做出评估，决定如何救治，病情稳定立即转送医院继续治疗。

2. 灾难分诊

当灾难发生时，各医疗队接报到达灾难现场，由于灾难现场环境复杂，伤病员多，病情重，如果没有一个统一的分诊系统对伤病员进行分类，安排救治顺序，必出现了轻伤病员争先恐后地上了救护车，而重伤病员被留在事故现场，造成了重伤病员得不到及时的救治。灾难分诊主要是对所有的伤病员进行伤情评估，并对伤病员进行危重程度的分类，安排救治的顺序，以提高伤病员的生存率，减少伤残率。分诊任务一般由第一个到达现场的急救队来承担。

3. 院内分诊

分诊护士必须对所有进入急诊科的病人进行分诊，根据病情的轻重缓急，安排救治的顺序。必要时给予急救措施，安排适当的诊疗区域，并对候诊区进行管理，对候诊区病人进行不断的评估，使急诊科的资源得到最大限度的利用。

**（二）分类系统**

分类系统是分诊护士依据病情的危重程度将病人分为不同的等级，该等级就决定其接受治疗的先后顺序。不同的等级，表示病情由重到轻，不同等级的病人等待就诊的时间不同，充分体现了急诊对危重病人优先救治的宗旨。分诊系统的分类法，目前国内尚无统一的规定，主要根据各医院急诊科的规模、人力、物力资源与病源量比例关系来确定，而同一等级的病人在不同医院的急诊科候诊时间也长短不一。由于多数病人认为急诊科看病快，所需时间少，因而大量的非急诊病人到急诊科就诊，往往造成急诊科不胜负荷，而且很多病人认为，应按来诊时间的先后确定就诊顺序，虽然，对于危急病人的优先抢救，非急诊病人还是可以谅解，但对于重急病人的优先就诊难于接受。如香港特别行政区，由医管局制定统一的分类法，在各公立医院实施，使那些非急诊病人能清晰知道大概的候诊时间，安静等候，减少医患冲突。分类系统的确立，对病源量大、重症病人多的急诊科来说极为重要，它使危重病人能够得到及时的救治。

目前，我国医院急诊科的分类系统一般有几种分类，如2分类法、3分类法、4分类法，一般多使用4分类法，4分类法是按病情将患者由重到轻分为4个等级。

1. Ⅰ类

患者病情危重，需立即救治，否则危及生命。如心搏骤停、呼吸骤停、窒息、心肌梗死、严重心律失常、高血压危象、休克、急性中毒、呼吸困难、严重创伤、大出血、大面积烧伤、癫痫持续状态等，需立即安置于抢救室进行急救。

2. Ⅱ类

患者病情较重，有潜在的危及生命的可能。如胸痛、危重急腹症、哮喘、高热（体温＞40℃）、持续性呕吐或腹泻、中度创伤等，可安排于各专科诊室优先就诊。

3. Ⅲ类

患者病情相对稳定，可在3～6 h内治疗。如轻度腹痛、轻度外伤、脓肿、阴道出血但生命体征稳定且非怀孕者，可安排于候诊室候诊。

4. Ⅳ类

患者病情轻，无生命危险。如感冒、低热、咽喉痛、慢性病无急性发作者等，在急诊科病人量多时，可安排至门诊就诊。

不同的国家有不同的分类系统，有文献报道，加拿大的急诊预检程序采用五级预检标尺，是在原先的三级、四级预检标尺的基础上发展起来的，经过改进的五级预检标尺克服了三、四级标尺的缺点，通过对不同单位、不同工作年限护士的调查研究，该标尺显示了极强的可靠性和可重复性，更便于操作、准确率高，并且在紧急时刻易于表述。加拿大于1997年将该项标尺作为一项政策在全国范围内推广使用。

无论何种分类法，都旨在充分地利用急诊资源，及时对危重病人进行救治，提高病人的生存率，降低致残率，提高病人的满意度。但是，各种分类法一定受到当地的人文文化、经济条件以及急诊科的资源的影响，不管执行何种分类方法之前，要做好充分的准备工作，如利用急诊科的宣传栏、电视等，提前对病人及家属进行宣教，使他们能自觉地配合分诊工作；还要对急诊医生护士进行严格培训，确保他们对分类方法运用自如，从而达到预期目标。

## 三、分诊护士

随着医学的发展，分诊工作已逐渐成为急救医学的重要环节。急诊医护人员每日需面对大量病理特征不同和疾病严重程度不同的病人，他们到急诊科后主诉和症状范围较大。虽然有的病人认为是他的心理或生理情况发生严重改变，但也有一部分病人认为他的病情不重，只是有少许的不适。不管病人当时表述的病情如何，其实更要关注的是疾病潜在的危险性。为了能使真正需要急救医疗服务的急诊病人得到第一时间的救护，急诊科需确定1名护理人员通过观察和问诊来确定病人优先诊治的次序，从而使病人满意。由于分诊技术水平可直接影响病人的救治效果，因此，急诊科分诊护士除具备基本的急救护理专业知识外，更需掌握多专科疾病的医疗和护理知识，同时结合较强的分析和评估病情能力，按照病情的轻重缓急、先后次序，把病人以最快速度分配到正确的诊治区域，以保证其获得及时、适当的诊疗与照顾。

急诊病人不同于门诊病人，急症病人由于突如其来的危重疾患，常产生危急感和濒死感，因而对医护人员抱有祈求心理和依赖心理，他们到急诊室后首先接触到的是分诊护士，第一位接触病人的分诊护士的工作质量和一言一行都对病人的情绪产生巨大影响。能否使病人对护士建立信赖感，护士给病人的第一印象十分重要，而良好的第一印象源于护士良好的素质，以及急救的能力。分诊护士怎样既能够稳定患者的情绪，又能在最短的时间内，使病人准确地到相关科室就诊，这就要求分诊护士做到以下几个方面：要求具有良好的护士素质，具有高度的同情心，能体贴和理解病人，要言语和蔼、举止大方、神情自信，才能使病人有一种安全感、可信赖感。还要求护士要有严肃认真的工作态度，熟练掌握接诊分科技巧，还需有敏锐的观察力和较高的病情判断力，能迅速判断出轻、重、缓、急，先处理有生命危险而急需照顾的病人，满足病人的生理、生存安全的需要。在繁忙的工作中，忙而不乱，井然有序，知识不断更新，提高病情的判断应急能力，使之接诊快速，分科准确，将失误减少到最低限度，为抢救病人赢取宝贵时间。因此，分诊护士的作用就是评估病人病情的严重程度，并让病人感到医护人员已经开始对他进行治疗，从而使他的紧张情绪平静下来。

在突发事件或大批病人来诊时，应做到忙而不乱，心中有数，充分调动各位医护人员的工作热情，协调好各部门的工作，迅速适应环境的变化，分清轻重缓急，有计划、有步骤地安排就诊及抢救。维持良好的就医环境及正常就诊秩序也是分诊护士应具备的管理能力之一，向病人及家属做好宣传工作，如禁止吸烟、不大声喧哗等，取得病人的合作，以保持安静、舒适、整洁的就医环境。分诊台病人多，就医心切，常出现拥挤与争吵，分诊护士应正确疏导，使病人按序就诊。同时密切观察病情变化，及时安排就诊治疗。对疑似传染病例，要提醒各医护人员做好防护，并及时做好消毒隔离工作，防止传染病漫延。

### （一）分诊护士良好的素质基本要求

由于急诊病人与急诊科医护人员接触时间短，没有机会了解医护人员的品质及修正或改变对医护人员的最初形象，良好的第一印象在急诊窗口显得格外重要。急诊工作性质充满着风险和不稳定性，因此，分诊护士的职业形象则必须有良好的心理素质与业务素质来支撑着，在与病人接触的过程，护士应站在主导的地位，以良好的素质来营造良好的就医环境，减少医患纠纷，提高病人的满意度，提升医院的整体竞争力。

1. 敬业精神

热爱急诊护理专业，树立以病人为中心的思想，有高度的责任感和使命感，需有待病人如亲人的感情，更需有在特殊环境工作所需过硬的心理素质，工作一丝不苟。

2. 专业知识

急诊病人的病情千变万化，不同的疾病有类似的症状，而相同的疾病又会有不同的症状，分诊护士需有全科的医学知识、敏锐的观察力、敏捷的思维分析能力，熟悉各科的急症特征，在错综复杂的情况下，迅速正确地判断，发现危重病人边抢救处理边通知医生，争分夺秒。

3. 心胸豁达

就诊高峰期急诊病人因心急会大声呼叫，护士应理解病人的焦虑心情，认同病人当时的应对方式，予以宽容与谅解，做到心平气和，主动倾听，适当回应。适时疏导病人及家属的不良情绪，营造和谐的就医环境，提高病人的满意度。

4. 仪表端庄

良好的仪表仪容，体现了分诊护士的精神面貌，得体和蔼的言谈举止，处变不惊的态度，使病人产生信任感，认真配合分诊工作，如实反映病情。

5. 热情接待

接诊过程体现人性化服务，关注每位来急诊的病人，遇到年老体弱、行动不便的病人更要主动询问，给予适当帮助，安排病人坐在候诊椅上或需躺在平车上；听到急救车警声临近，及时推出平车到门口迎接；遇到外伤或车祸病人，赶紧用纱布覆盖伤口压迫止血，边紧急处理，边通知医生，最大限度地缩短就诊时间，为抢救赢得宝贵时间。

6. 用词恰当

要尊重病人，首先选择适当的称呼，恰当的称呼往往是护理人员与病人建立良好关系的起点。与病人交谈，要以亲切的目光迎送病人，以热情的手势请病人坐下，以专注的眼神与病人交谈，良好的语言修养是护士与病人交流沟通的重要工具，多用礼貌用语，如"请""请您稍等""谢谢"等的语句，把握语言声调的高低，发音力度柔和得当，这不仅是接诊护士的自身修养，也是对病人的尊重。

### （二）分诊护士入职条件

一名合格的分诊护士是要经过一系列的相关性知识与技能的培训，分诊岗位是被认为高风险的岗位，常常一人面对着多名等候分诊的病人，而且急诊病人病情复杂，很多可能是未经诊断的疾病，要在 3 ~ 5 min 内做出正确的判断，谁该优先就诊，谁要等候，或者在遇到不友善对待时，能冷静地把本职工作做好，是非常的不容易。这就要求分诊护士必须具备丰富的理论知识与临床经验，还要具有良好的沟通技巧与人际关系，敏锐的观察力，较强的应急能力及组织协调能力。分诊护士任职条件如下。

1. 必须要有 2 年以上急诊科工作经验，并经过分诊培训。
2. 具有较为丰富的理论知识与临床经验。
3. 具有准确、快速的综合分析和判断能力。
4. 必须有高度的责任心和职业道德。
5. 沉着、冷静、机智、灵活，有主见及有礼貌，较强的心理承受力。
6. 应有敏锐的观察能力和急救意识，对疾病的发展有预见性。
7. 具有较强的应急能力和解决问题能力。
8. 熟悉医院的各项规章制度及政府的相关政策，以满足病人的要求及解答病人的询问。

9. 具有良好的沟通能力。

## 四、沟通技巧

分诊的过程是收集病人的主、客观资料，对病情做出判断的过程。这就涉及护士与病人及家属之间的沟通，护患间良好的沟通使护士能更全面地收集到病人的主、客观资料，对病情做出准确的判断。要达到良好的沟通就要掌握一定的沟通技巧，沟通包括言语性沟通与非言语性沟通。

### （一）正确使用语言

作为分诊护士，注重语言的艺术性尤其重要。急诊病人的特点起病突然、病情重、病种复杂、病情变化快，病人及家属焦虑、急躁，总想第一时间见到主诊医生，得到明确的诊治，而对护士的分诊，觉得没有必要，有时说话难免就语调高，语气硬，在这样一个高强度、高压力的环境下，护士应该更多地体现出同情心，以平和善良的心态对待每一位病人，可以通过语言的艺术性和技巧性来取得病人与家属的信任，主动配合，准确地提供病人的主客观资料。

1. 语言的礼貌性

护患双方人格是平等的，但护士作为服务者，必须体现对病人的尊重，使病人感到被关怀。"请"字当头，多用谢语，感谢病人及家属的配合，使分诊工作能顺利完成。

2. 注意语调语速

语调过强过硬或过高过低，语速过快过慢都会不同程度的影响护患的语言沟通。如声调过强过硬可能被认为没有同情心；声音过高被误认为有厌烦情绪；而说话声音过低、语速过快病人可能听不清；语速过慢则可能被理解为漫不经心、懒洋洋，不重视病人。这些都不同程度地影响着护患沟通，并可能引起病人的反感。

3. 语言的安慰性

病人来诊，急于想知道自己的病情，常常会与分诊护士诉说他们的担忧和顾虑，他们希望从分诊护士的语言信息中得到疾病的信息。安慰性语言可以增强病人战胜疾病的信心，消除病人紧张情绪，增加对医护人员的信任。对于老年人及情感脆弱的人，更要多用安慰性语言。对于小孩，要多用鼓励性语言，使患儿主动配合各项操作。

4. 语言的针对性

问诊时要有主题、有目的，而不是闲聊，应避免使用不当的敷衍语。如从病人的主诉中，护士针对病人可能遗漏的问题提出询问，以得到确切的资料。针对病人的性别、年龄、社会家庭、文化背景不同，要求语言内容和表达方式应有所不同，要紧紧围绕病人的病情、治疗等提出问题。

5. 语言的科学性与艺术性

解答病人问题时，要讲究语言的科学性，要认真分析，实事求是，对疾病的解释和病情的判断要有根据，回答问题要合理，语言要严谨，切不可不懂装懂、信口开河的回答病人的问题。否则会使病人感到失望，失去对医护人员的信任，甚至延误治疗。

6. 语言的通俗性

向病人解释时尽量少用医学术语，要通俗易懂，明确肯定。营造一种能让病人倾诉心中不安、焦虑和恐惧的氛围。每说一句话都要有科学依据，恰到好处，使病人记忆深刻。

### （二）非语言沟通技巧

非语言沟通技巧是指伴随着语言沟通时的一些非语言行为，也称为体态语言。非语言性的沟通有着比说话远为丰富的含义，包括面部表情、身体姿势、仪表步态、语气、语调以及手势、眼神甚至外观。

如果人的心境平和，心情舒畅，面部表情也随之是宽容的，因此，作为分诊护士，要时刻提醒自己保持一种好的心情。中国有句成语：察言观色，意为观察别人的脸色，以揣摩其心意。护士对病人的病情进行观察的同时，病人及家属也是在观察着护士，面部表情是病人对护士的第一感观，直接影响到病人对你的印象。在与病人语言沟通时，要把握好情绪的变化，注意控制那些容易引起误解或影响护患关系的面部表情，特别是对有特殊病情的病人，绝不能产生厌烦或急躁情绪。但切记微笑一定是发自内心而且要运用得当，若一个痛得面色苍白、大汗淋漓的病人来诊，这时不论你怎么微笑，怎么有礼貌都是徒劳的，因为病人在那一刻更需要实际的关心和帮助，如你把病人安置在床上，给予病人快速的分诊，使病人得到了及时的诊治，这样做的话，病人与家属会更加满意。

整洁的外表，镇定的眼神，饱满的精神，沉着自信，忙而不乱的处事方法以及尽快地安排就诊，这些都能令病人对你产生信任。特别在抢救病人时，非语言性的沟通更胜于语言的沟通，面对病人时，应控制自己紧张、厌烦和害怕等表情；动作敏捷、有条不紊地实施急救措施，可增强病人与家属的信任感。以愉快、积极的情绪感染病人，减轻病人对陌生环境的恐惧心理，让病人感到可信任和安全感。在与病人交谈时，应认真倾听、全神贯注、正视对方，并保持距离适当、姿势自然，不随意打断话题，时而使用点头，适当地说"嗯""是""对"以示重视。

适当地运用触摸，对病人接触和触摸是种无声的安慰，可以表达关怀、支持，使情绪不佳的病人平静下来，脆弱的病人变得坚强，特别对听力和视力不佳的病人，可加强沟通效果。对行动不便的老人主动搀扶，对于咳嗽痰多的病人应轻拍背部帮其排痰，但应视对象及风俗习惯、文化背景等因素而定，触摸的部位一般为手和脸颊，头部则要因地方习俗而定。

所以，护理人员需要精湛的技术，更需要具有端庄的仪表、镇定的态度、宽广的胸怀和人格上的巨大魅力，才能赢得病人及家属的信赖，达到良好沟通的目的。

## 五、分诊流程

分诊时，分诊护士不需要对患者进行明确的诊断及治疗，只对患者主诉进行分析，采集患者既往史、现病史，评估是否危及生命，判断其是否应优先治疗，安排到合适的专科。

### （一）分诊流程

见图2-9。

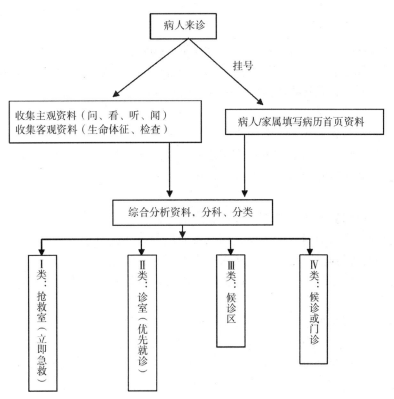

图2-9　分诊流程

### （二）收集资料的方法

为了快速地给予病人正确的分诊，分诊护士应掌握一定的收集资料技巧，充分地利用自己的口、眼、耳、鼻、手，如看表情、姿势、面色、体液颜色，听呼吸、咳嗽声音，闻呼吸气味，测量生命体征等，来对病人进行资料的收集，在短时间内对资料进行分析、判断。分诊护士为进入到急诊科的病人进行分诊时，首要关注的是病人的意识状态、呼吸情况、气道是否开放，心血管状况等，主要是评估病人有无生命危险，如果有生命危险，应即安置于抢救室进行急救处理，主、客观资料可同时或随后收集。

1. 问

可用适当的问题来判断病人的反应（要排除病人有语言障碍或听力障碍），如用"你叫什么名字？""你现在哪里？"等问题来提问，如果病人能回答问题，即病人气道是开放的，回答正确即可判断病人的意识是清醒的。除了认真倾听病人及其家属的主诉外，分诊护士应针对病人或家属主诉时遗漏的问题，系统地询问既往史，现病史。如昏迷病人要详细询问现病史、既往史，评估是否为脑血管病、中毒、肝性脑病、低血糖昏迷等。通过对病人及家属的询问，了解病人发病当时的情况及经过，脑海里首先确立病人是哪个专科的问题，大概是什么病，再通过其他的途径收集更多的资料，以证实可能的判断。

2. 看

伴随着问诊的过程，分诊护士用眼睛认真细致地观察病人，包括病人的神态、有无呼吸困难、面容、皮肤黏膜有无发绀黄染、有无水肿及其特征、步态是否正常等。当接诊的脑外伤病人出现神志不清时，分诊护士应立即察看病人的双侧瞳孔，如出现双侧瞳孔不等大，可能有脑疝形成，应立即通知医生做脱水处理，以降低颅内压；腹痛的病因很多，对于育龄期的妇女，尤其应注意妇科的情况。病人主诉腹痛时，应询问月经史，如果有停经史，又出现面色苍白，出冷汗，四肢冰冷，脉搏细速等出血性休克症状，应考虑是宫外孕破裂，出血性休克，要迅速通知妇科医生，同时给予配血、输液、吸氧、保暖等措施，及时补充血容量和做好术前的准备工作等。

3. 听

在与病人交谈时，分诊护士用耳去听病人的呼吸、咳嗽声音，有无异常的杂音，判断是否有气道痉挛、痰液堵塞或气管内异物等情况存在。

4. 闻

某些疾病，可有特殊的气味，分诊护士可通过嗅觉，闻到病人呼出的特殊的气味，结合病情综合分析。如：有机磷农药中毒的病人可有刺激性大蒜味；酮症酸中毒的病人可有烂苹果味；尿毒症的病人可有氨味；肝性昏迷的病人可有肝腥味；而酒精中毒，饮酒过量的病人带有浓烈的酒味。

5. 生命体征

常规的生命体征测量包括：体温、脉搏、呼吸、血压、意识状态。生命体征的测量对分诊来说十分重要，通过这些客观的资料，可对病情的危重程度做出较为准确的判断。有条件的医院可配备心电监测仪来测量有关的数据，这样有利于节省人力，加快分诊的速度。

6. 体查

除了以上几方面，还需做必要的体查。如：腹痛的病人，要了解疼痛部位，有否压痛、反跳痛、腹肌紧张等情况；腰痛的病人如有肾区叩击痛，病人可能是肾绞痛；对于不明原因的昏迷病人，尤其是有糖尿病病史的患者，做微量血糖测定可判断病人有否出现高血糖或低血糖昏迷，或排除昏迷是由糖尿病引起的，而应考虑其他疾病因素。通过相应的体查，以明确首诊专科，尽量减少转科或会诊，以免延误救治的时间。

对病人主、客观资料收集的过程中，分诊护士应边收集资料，边对有关的资料进行筛选，把与本次疾病无关的资料排除，对有意义的资料进行综合、分析，以确定病人病情严重程度，对是否需要优先处理做出分类，等级最高的患者立即得到抢救，而无须等待，以确保危重病人能够得到及时的救治，提高病人的抢救成功率；而对其他等级的患者，以尽量缩短候诊时间为目标，在许可的情况下，可给予简单的化验检查，这样，可使病人在就诊时把一些相关的检查结果交给医生，从而加快诊病过程，可避免大量的病人逗留在急诊科而造成拥挤。应该要记住，对病人的分诊主要是区分病情的轻重缓急及隶属专科，而还是做好明确的医疗诊断，因此，对病人进行分诊的时间不应超过 5 min，这是每个急诊科都不应轻视的原则。实际上，在分诊时，分诊护士只给予病人初步的急救措施，应避免对病人进行护理服务，否则将导致病人排队等待。在等待分诊的病人越来越多时，应及时增加分诊人员，以加快分诊的速度，避免危重病人在等待分诊，而分诊护士又不能及时发现。如发现危重病人，分诊护士应放下手上的工作，立即给予相应的处理。由于分诊任务的复杂性，分诊人员必须与医疗护理人员协调一致，现行的就诊程序不应限制专业人员的决定能力，在医生未到达之前应立即为危重病人进行急救处理，为能开展这项工作，护士必须进行相关的专科训练，以便能使学到的知识得到应用。分诊是通过采集病史，决定病人治疗优先权和等待的时间，以及是否需再行重新判定。此时，如果病史采集不当，可能会出现2种主要的失误。①过度评估：过高估计了病情的严重程度，由于这一病人优先进行了治疗而使其他更需要治疗的病人延误了治疗时间，从而间接损害其他患者的利益。②过低评估：这样将使这一患者的治疗检查延误，从而对其造成直接损害。由于分诊护士经常要面对处于临界的患者，因此过度评估经常出现。虽然，过度评估并未造成严重后果，但也是无益的。因此，分诊护士对疑难的病例分诊后应及时跟踪结果，不断地积累分诊的经验，提高对病情危重程度的判断力，尽量避免分诊失误的出现，提高分诊的准确性。

**（三）分诊时的注意事项**

1. 在多人等候分诊时，分诊护士应先为危重病人分诊，予抢救后挂号。医生未到达之前应给予相应的急救措施，如心肺复苏、止血包扎、吸氧、开通静脉通道等。

2. 要定时评估候诊区的病人，及时发现及处理病情恶化的病人。

3. 对每个病人都应做好分诊记录，包括生命体征、分诊时间、所做的检查结果等。

4. 分诊时护士应保持高度的警惕性，及时发现随时出现的危重病人。

5. 对于年老体弱者、年幼者要特别关注，因其对疾病的反应能力较差，分诊护士对其病情评估不可掉以轻心，即便不能安排优先就诊，也要加强巡视，以及时发现病情变化。

微信扫码
◆临床科研
◆医学前沿
◆临床资讯
◆临床笔记

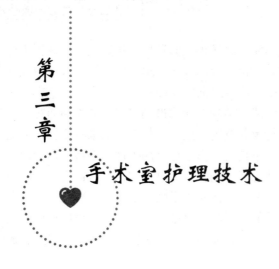

第三章 手术室护理技术

# 第一节　手术室器械护士基本技术操作

## 一、手术器械桌和手术托盘的铺置

### （一）铺置原则

1. 使用无菌单建立无菌区域，建立无菌屏障，防止无菌手术器械及敷料再污染，最大限度地减少微生物由非无菌区域转移至无菌区域。

2. 无菌桌应有无菌区和相对污染区的划分，有利于手术过程中的无菌管理。

### （二）铺置方法与要求

1. 无菌桌的建立要求

无菌桌的铺巾至少4层，四周垂于桌缘下30 cm。无菌巾一旦浸湿，应立即更换或加铺无菌巾，以防细菌通过潮湿的无菌单进入切口。

2. 无菌桌的建立方法

（1）直接利用无菌器械包的包布打开后建立无菌桌，此种方法是临床上最常用、最简单、最经济、最快的方法，开台时不仅占地小，还节约用物。

（2）用无菌敷料重新铺盖建立无菌桌。这是在已打开的无菌敷料中用两把无菌持物钳（或由穿戴好手术衣、手套的护士执行）夹住双层包布的两端后抖开，然后由远到近平铺于器械车桌面上，同法再铺一块无菌巾，使之达到4层。铺巾时应选择四周范围较宽的区域，无菌巾四周垂于桌缘下30 cm，手术人员穿折叠式手术衣或在其后背加铺无菌巾，避免手术衣后襟触碰器械桌造成污染。

3. 托盘

托盘是器械桌的补充形式，摆放正在使用或即将使用的物品，以协助护士快速传递物品。因此，应按照手术步骤放置物品种类和数量，及时更换，不可大量堆积，以免影响操作。托盘可分为单托盘和双托盘两种。

（1）无菌托盘的建立：托盘的铺垫有2种解决方法。

①剖腹单展开于托盘上，加铺一张小桌布，再铺垫治疗巾，此方法适用于卧位手术。

②用托盘套套住托盘，使托盘的上下面都保持无菌，上面再加铺小桌布和治疗巾。此方法适用于膀胱截石位。

（2）托盘的布置：第一托盘放置纱布垫和常用的刀剪拉钩等器械，第二托盘放置缝针、缝线和针持以及钳带线等，两个托盘交界处放置血管钳。

### （三）手术野基本物品准备

手术野基本物品指的是手术切皮前切口周围的物品准备。手术护士应在整理器械桌后，迅速备齐切皮时所用物品，加快手术进程。

1. 铺台完毕后迅速将器械拿上托盘。

2. 切口两侧各放 1 块干纱垫，一是为了在切皮时拭血，二是将皮缘外翻，协助术者对组织的切割。

3. 将吸引管中部套入组织钳手柄环内，用组织钳提起布巾，将其固定在切口的上方，接上吸引头。

4. 将高频电刀线固定在切口下方，固定端到电刀头端留有约 50 cm。一是方便术者操作，二是不用时电刀头能放回电刀头套内，以免术中手术人员误踩脚踏或误按手控开关造成患者皮肤灼伤。

（四）注意事项

1. 手术护士穿好手术衣，戴好手套后，方可进行器械桌整理。

2. 器械桌、托盘的无菌区域仅限于桌面及桌缘内，桌缘外或垂于器械桌缘下视为污染区，不可将器械物品置于其外侧缘。手术人员不能接触桌缘平面以下。凡垂落于桌缘平面以下的物品视为污染，不可再用或向上拉提，必须重新更换。

3. 小件物品应放弯盘里，如刀片、针板、注射器等，一方面保持器械桌整齐，另一方面避免丢失。

4. 妥善保管缝针。缝针细小，术中极易被手套、敷料黏附而丢失，导致物品清点不清。不可将缝针随意摆放在器械桌面上，以免丢失，取用的缝针必须保持针不离持。

## 二、装、卸刀片法

为了安全起见，刀片需采用持针器夹持，不可徒手拿取刀片，以防割伤手指。

1. 刀片安装：安装刀片时，用持针器夹持刀片前段背侧，将刀片与刀柄槽相对合，轻轻向下推。

2. 拆卸刀片时，用持针器夹住刀片的尾端背侧，向上轻抬，将刀片推出刀柄槽。

3. 卸下的刀片应放入锐器收集盒内。

4. 安装拆卸刀片时，不可对着自己和他人，以防刀片断裂飞起刺伤，应对着无菌器械桌。

## 三、器械传递法

（一）器械传递的原则

1. 传递器械时做到稳、准、轻、快、用力适度，为术者提供最大的方便。

2. 力度适当，达到提醒术者的注意力的目的。

3. 根据手术部位和手术步骤，传递所需的器械。以开腹手术为例：开腹时递短器械，探查时递腹部拉钩，准备进行深部手术操作时递长器械，结扎需长血管钳带线等。

4. 及时收回切口周围的器械，擦净器械上的血迹，避免堆积，防止掉地、污染。

5. 传递器械时，有弧度的弯侧向上，有手柄的朝向术者，单面器械垂直递，锐利器械用弯盘传递。

6. 注意医生的手术操作规律。如在分离组织的过程中，医生往往采取钳夹、剪断、结扎或缝扎的操作方法，在传递器械时应该按照顺序：递血管钳两把，递组织剪，递钳带线或针带线，递线剪。

7. 注意器械的配套使用方法。如骨凿和骨锤必须配套使用，所以在准备和传递器械时应注意，减少不必要的等待。

（二）器械传递方法

1. 手术刀传递法

目前一般使用弯盘传递，以免误伤自己或术者。

2. 弯剪刀、血管钳传递法

洗手护士右手握住剪刀的中部，利用手腕部运动，适力将柄环部拍打在术者掌心上。传递过程应灵活应用，以快、准为前提。常用的传递方法有 3 种。

（1）对侧传递法：右手拇指握凸侧上 1/3 处，四指握凹侧中间部，通过腕部的适力运动，将器械的环柄部拍打在术者掌心上。

（2）同侧传递法：右手拇指、环指握凹侧，示指、中指握凸侧上 1/3 处，通过腕下传递。左手则相反。

（3）交叉传递法：同时递两把器械时，递对侧器械的手在上，同侧的手在下，不可从术者肩或背后传递。

3. 镊子传递法

洗手护士右手握住镊子夹端，并闭合开口，水平式或者直立式传递，让术者握住镊子中上部。

4. 持针器传递法

传递时缝针的尖端朝向手心，针弧朝背，缝线搭在手背或用手握住，以避免术者同时将持针钳和缝线握住。

5. 拉钩传递

传递时，右手握住拉钩前端，将柄端平行传递给术者。传递前拉钩应用无菌生理盐水浸湿，达到减少摩擦的目的。

6. 咬骨钳传递法

枪状咬骨钳握轴部传递，术者手接柄；双关节咬骨钳传递，握头端，术者接手柄。

## 四、敷料传递法

### （一）敷料传递的原则

1. 速度快、准确。

2. 及时更换切口敷料。

3. 纱布类敷料应打开、浸湿，成角传递（根据情况灵活掌握，如胸科、骨科手术无须浸润，打开纱布）。

### （二）敷料传递法

1. 纱布传递

打开纱布，成角传递。由于纱布被血迹浸湿后体积小而不易发现，不主张在切口深、视野窄、体腔或深部手术时使用纱布拭血。必须使用时用致密纱编织的显影纱布，应特别注意进出的数目，做到心中有数。

2. 纱垫传递

纱布垫浸湿后打开，用镊子成角传递，

3. 其他敷料的传递法

用前必须浸湿。

（1）带子传递：传递同"血管钳带线法"。常用于对组织进行悬吊、牵引。

（2）引流管传递：常用于组织保护性牵引，多用 8 F 红皮导尿管。18 cm 弯血管钳夹住头端递给术者，穿过需牵引组织，反折引流管，用 12.5 cm 蚊式钳牵拉固定。

（3）橡皮筋传递：手指撑开胶圈，套在术者右手上。用于多把血管钳的集束固定。

（4）KD 粒（花生米）传递：常用于深部组织的钝性分离。用 18 ～ 22 cm 弯血管钳夹持递给术者。

（5）脑棉片传递：多用于开颅手术时，将棉片贴放于组织表面进行保护脑组织。脑棉片一端要求带有显影线，以免遗留。稍用力拉，检查脑棉片质量。浸湿后分开放在治疗碗内，棉片端露出碗沿 2 ～ 3 cm，带有显影丝线一端放入治疗碗内。

## 五、穿手术衣

穿无菌手术衣的目的是避免和预防手术过程中医护人员衣物上的细菌污染手术切口，同时保障手术人员安全，预防职业暴露。

### （一）对开式手术衣穿法

1. 双手及手臂刷手消毒后，提起手术衣领，面向器械桌，远离胸前及手术台和其他人员，展开手术衣，将手术衣轻轻向上抛起，两手顺势伸入衣袖中。由巡回护士在身后轻拉衣领并协助拉住衣领两角系带，器械护士将手向前伸出衣袖。

2.　手伸出衣袖后，双手交叉将手术衣胸前两根腰带分别提起，由巡回护士拿住腰带下端1/3处，在腰后系好。

3.　穿手术衣时，不得用未戴手套的手牵拉衣袖或接触手术衣其他部位，防止污染手术衣。

**（二）遮背式手术衣穿法**

1.　取手术衣，双手提起手术衣领，展开手术衣，将手术衣轻轻向上抛起，两手顺势伸入衣袖中。注意不要将手伸出衣袖。

2.　巡回护士在身后协助拉住衣领两角系带，结扎衣领带及内侧腰带。

3.　戴无菌手套后，递右手侧腰带给巡回护士，巡回护士用无菌持物钳（镊）夹住，或者将右侧腰带递给已经穿好手术衣戴好手套的人员，由其递给穿衣者。

4.　巡回护士夹住腰带绕过背后使手术衣的外片遮盖内片，将腰带递回给穿衣者右手。

5.　将腰带与胸前另一腰带结扎，穿衣完毕。

**（三）穿无菌手术衣注意事项**

1.　穿无菌手术衣必须在相应手术间进行。

2.　无菌手术衣不可触及非无菌区域，如有质疑立即更换。

3.　有破损的无菌衣或可疑污染时立即更换。

4.　巡回护士向后拉衣领时，不可触及手术衣外面。

5.　穿无菌手术衣人员必须戴好手套，方可解开腰间活结或接取腰带，未戴手套的手不可拉衣袖或触及手术衣外面其他部位。

6.　无菌手术衣的无菌区范围为肩以下、腰以上及两侧腋前线。

# 六、戴无菌手套

**（一）传统式戴手套法（图3-1）**

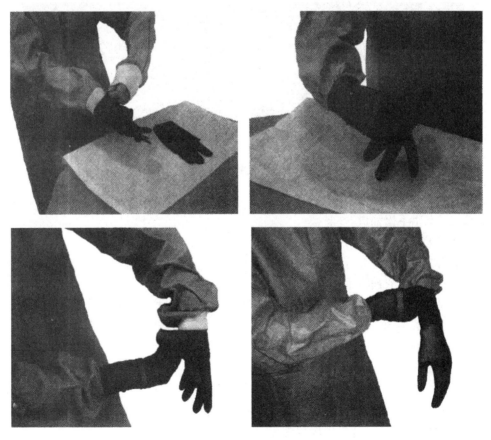

图 3-1　传统式戴手套法

1. 打开手套包。

2. 已洗手消毒的手拿取手套的反折面，一只手拿住手套反折处，另一手伸入手套内。已戴手套的手伸入另一手套的反折面里面，提起手套，将未戴手套的手伸入。

3. 将手套反折部套住袖口，然后用无菌盐水将手上的滑石粉冲洗干净。

4. 戴无菌手套原则：戴手套时应注意未戴手套的手不可接触手套外面，已戴手套的手不可接触未戴手套的手和手套的反折面。

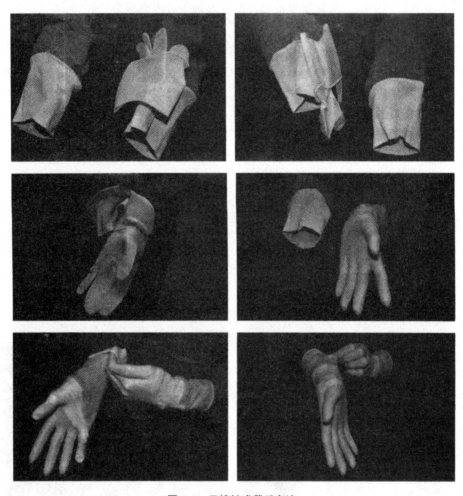

图 3-2　无接触式戴手套法

**（二）无接触式戴手套法（图 3-2）**

1. 穿手术衣后双手不出袖口。

2. 隔着衣袖取无菌手套放于另一只手的袖口处。

3. 手套的手指朝向自己，与各手指相对。

4. 放上手套的手隔着衣袖将手套的一侧翻折边抓住。

5. 另一只手隔着衣袖捏住另一侧翻折边将手套翻于袖口上，手迅速伸入手套内。

6. 再用已戴手套的手同法戴另一只手套。

7. 整理手套及衣袖。

**（三）两人戴手套法（图 3-3）**

1. 已戴手套者取出一只手套，双手拿住手套的反折边，撑开手套，并使手套的拇指朝向戴手套者。

2. 拟戴手套者将同侧手对准五指后，稍用力向下伸入。协助者同时向上提，顺势将手套边套住袖口。戴手套者整理手套及衣袖，并用生理盐水冲洗。

3. 同法戴另一只手套。

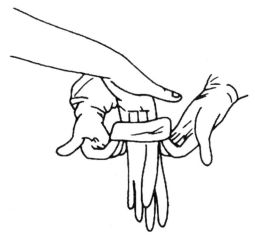

图 3-3　两人戴手套法

**（四）摘除手套方法**

1. 用戴手套的手抓取另一手的手套外面翻转摘除。
2. 用已摘除手套的手伸入另一手套的内侧面翻转摘除。注意清洁手不被手套外侧面所污染。

# 第二节　外科手消毒技术

外科手消毒的目的是清除或者杀灭手部暂居菌，减少常居菌，抑制手术过程中手表面微生物的生长，减少手部皮肤细菌的释放，防止病原微生物在医务人员和患者之间的传播，有效预防手术部位感染的发生（表 3-1）。

表 3-1　各种外科手消毒及特点

| 刷手液 | 消毒液 | 机械刷手 | 浸泡时间（min） | 涂擦 | 特点 |
| --- | --- | --- | --- | --- | --- |
| 2% 肥皂液 | 75% 乙醇 | 3/10 | 5 | – | 偶有过敏现象、耗时 |
| 0.5% 碘伏 | – | 2/5 | – | 2 | 对皮肤有刺激、着色重 |
| 氯己定－醇洗手液 | – | 1/3 | – | 1 | 偶有过敏现象、快捷 |

## 一、外科手消毒设施

1. 洗手池

洗手池应设在手术间附近，2 ~ 4 个手术间宜配置 1 个洗手池。洗手池大小、高低适宜，有防溅设施，管道不应裸露，池壁光滑无死角，应每日清洁和消毒。

2. 水龙头

水龙头数量与手术间数量匹配，应不少于手术间数量。水龙头开关应采用非手接触式。

3. 洗手用水

洗手用水的水质应符合 GB5749《生活饮用水卫生标准》要求，水温建议控制在 32 ~ 38℃。不宜使用储箱水。

4. 清洁剂

术前外科洗手可用洗手液。

由于肥皂液或肥皂冻在存放过程中容易滋生微生物，加上刷手时间长、烦琐等原因，正被逐渐淘汰

目前市售的氯己定－醇洗手液最大的特点是方便、快捷，盛器多为一次性使用，不易遭细菌污染，有的还具有芳香味及护肤作用等特点，已广泛应用于手的刷洗和消毒。但其价格较肥皂、碘伏高，有的偶发皮肤过敏。因此，选择哪种刷手液应结合各单位具体情况而定。

5. 干手物品

干手物品常用无菌巾，一人一用。

### 6. 消毒剂

消毒剂要符合国家管理要求，在有效期内使用。用于外科手消毒的消毒剂主要有氯己定醇复合消毒液、碘伏和 2% ~ 4% 氯己定消毒液等。

### 7. 洗手刷

手刷应柔软完好，重复使用时应一用一灭菌。

### 8. 计时装置

应配备计时装置，方便医务人员观察洗手与手消毒时间。

### 9. 洗手流程及说明图示

洗手池上方应张贴外科洗手流程图，方便医务人员规范手消毒流程。

### 10. 镜子

洗手池正前方应配备镜子，用于刷手前整理着装。

## 二、刷手前的准备

1. 着装符合手术室要求，着短袖洗手衣，衣服下面扎在裤子里面，摘除首饰（戒指、手表、手镯、耳环、珠状项链）。

2. 指甲长度不应超过指尖，不应佩戴人工指甲或涂指甲油。

3. 检查外科手消毒用物是否齐全及有效期，检查刷手部位皮肤是否完好。

4. 将外科手消毒用物呈备用状态

## 三、外科刷手法

外科刷手方法分 3 个步骤：机械刷洗、擦拭水迹、手的消毒。下面介绍氯己定 – 醇洗手液刷手法。

### （一）机械刷洗与消毒

1. 刷手方法

①取消毒毛刷。②用毛刷取洗手液 5 ~ 10 mL，刷洗手及上臂。顺序：指尖→指蹼→甲沟→指缝→腕→前臂→肘部→上臂。刷手时稍用力，速度稍快，范围包括双手、前臂、肘关节上 10 cm（上臂下 1/2）处的皮肤，时间约 3 min。③刷手毕，用流动水冲去泡沫。冲洗时，双手抬高，让水由手、臂至肘部方向淋下，手不要放在最低位，避免臂部的水流向手部，造成污染。

2. 擦拭手臂

用消毒毛巾或一次性纸巾依次擦干手、臂、肘。擦拭时先擦双手，然后将毛巾折成三角形，搭在一侧手背上，对侧手持住毛巾的两个角，由手向肘顺势移动，擦去水迹，不得回擦；擦对侧时，将毛巾翻转，方法相同。

3. 消毒手臂

一只手取消毒液 5 mL，由另一只手指尖开始搓揉至肘，同法搓揉另一只手，最后取消毒凝胶按七步洗手法搓揉双手，待药液自行挥发至干燥，达到消毒目的。

4. 注意事项

（1）刷洗后的手、臂、肘部不可触及他物，如误触他物，视为污染，必须重新刷洗。消毒后的双手应置于胸前，肘部抬高外展，远离身体，迅速进入手术间，避免受污染。

（2）若采用肥皂刷手、乙醇浸泡时，刷手的毛刷可不换，但每次冲洗时必须冲净刷子上原有的肥皂液。

（3）采用乙醇浸泡手臂时，手臂不可触碰桶口，浸泡毕可用桶内的毛巾擦去手上乙醇，每周需测定桶内乙醇浓度 1 次。目前认为，浸泡方法费时，浸泡桶及浸泡液在存放过程中易被污染，小主张采用此法。

（4）刷子最好选用耐高温的毛刷，用后彻底清洗、晾干，然后采用高压或煮沸消毒。一般不主张采用化学消毒剂浸泡毛刷。其主要原因：由于毛刷清洗不彻底、残留洗手液，可造成消毒剂与洗手液产生离子作用，减弱消毒力；晾晒不干，造成浸泡液被稀释；毛刷的木质微孔中吸附细菌，造成感染以及浸泡液本身被污染等。

（二）免刷手式外科洗手法（图3-4）

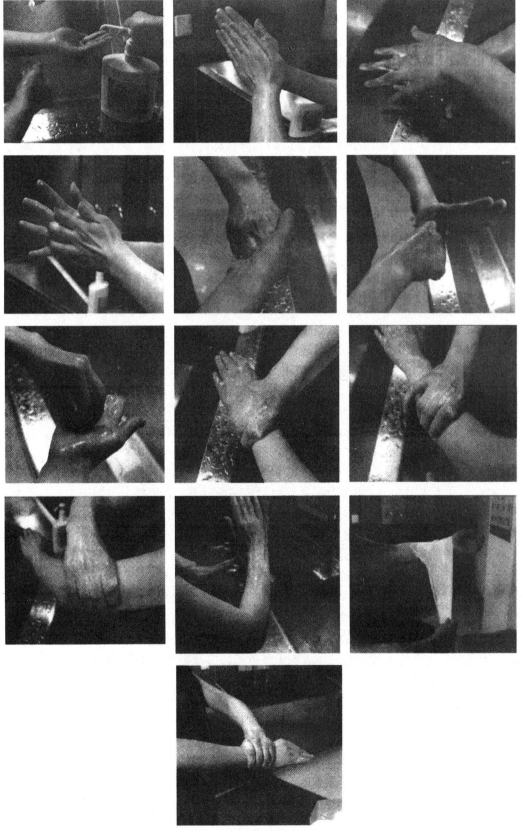

图3-4　免刷手式外科洗手法

1. 清洁洗手

进行外科洗手前先进行清洁洗手，洗至肘上 1/3。

2. 清洗双手

取 3 ~ 5 mL 洗手液涂抹双手及前臂至肘上 1/3 处，彻底搓揉，顺序如下：①掌心相对，手指合拢，洗净掌心与指腹。②手心对手背，手指交叉搓，换手进行重复动作。③掌心相对，手指交叉，洗净指缝与指蹼。④双手指相扣，洗净指背。⑤握住拇指旋转揉搓，每个手指都进行揉搓，换手进行重复动作。⑥指尖并拢，掌心处揉搓，换手进行重复动作。⑦环行揉搓腕部、前臂至肘上 1/3 处，换手进行重复动作。⑧冲洗双侧手指、手掌、手背，手抬高，水顺手、上臂向肘部流下，不可倒流。

3. 擦拭手臂

用消毒毛巾或一次性纸巾依次擦干手、臂、肘。擦拭时，先擦双手，然后将毛巾折成三角形，搭在一侧手背上，对侧手持住毛巾的两个角，由手向肘顺势移动，擦去水迹，不得回擦；擦对侧时，将毛巾翻转，方法相同。

4. 消毒手臂

取消毒凝胶 5 mL，搓揉双手至肘部上 10 cm，再取消毒 5 mL，按七步洗手法涂抹双手。

## 四、连台手术的洗手原则

当进行无菌手术后的连台手术，若脱去手术衣、手套后手未沾染血迹、未被污染，直接用消毒液涂抹 1 次即可（或重新刷手 1 遍）。手术衣潮湿、手套破损应重新进行刷手和消毒。

当进行感染手术后的连台手术，脱去手术衣、手套，更换口罩、帽子后，按前述"刷手法"重新刷手和消毒。

# 第三节　术中无菌要求

术中无菌技术是整个手术的核心。手术时间长、环节多、人员杂，特别是在手术紧张时，稍有不慎，即可使无菌技术遭到破坏。因此，所有参加手术的人员必须认真对待，互相监督，并遵守以下规则。

1. 穿戴好无菌手术衣、手套的手术人员的无菌区域及无菌单的无菌范围应保持不被污染。手术台面以下视为有菌，手术人员的手、器械物品不可放到该平面以下，否则视为被污染。

2. 开无菌包内层包布应用无菌钳打开。手术医生铺毕第 1 层无菌巾后，必须重新消毒双手 1 次。

3. 器械应从手术人员的胸前传递，不可从术者身后或头部传递，必要时可从术者手下传递，但不得低于手术台的边缘，手术者不可随意伸臂横过手术区拿取器械。

4. 手术人员的手不要接触切口周围皮肤。切皮后，应更换手术刀片和盐水垫，铺皮肤保护巾。处理空腔脏器残端时，应用盐水垫保护周围组织，并用碘伏消毒切口部位。已污染的刀剪、敷料等，必须另放于弯盆中，不能放回无菌区。缝皮前，应冲洗切口，洗净手套上的血迹，去除皮肤保护巾或手术薄膜，用碘伏消毒周围组织后，再行缝合。

5. 术中因故暂停如进行 X 线摄片时，应用无菌单将切口及手术区遮盖，防止污染。

6. 无菌物品一经取出，虽未使用，不能放回无菌容器内，必须重新灭菌后再使用。无菌包打开后未被污染，超过 24 h 不可使用。一次性物品应由巡回护士打开外包装后，器械护士用镊子夹取，不宜直接在无菌桌面上撕开。

7. 利用包布铺无菌区时，包布的内面是无菌的，而包布的外面、边缘视为有菌。临时打开无菌包拿取物品时，应使用无菌持物钳夹持或将包布四角翻转并用手握住四角由器械护士接取无菌物品。

8. 保持无菌巾干燥，取用无菌溶液时防止液体外溅，无菌巾一旦浸湿，应立即更换或加层。软包装的无菌溶液打开后，应一次用完不保留。若为瓶装溶液必须保留时，应注明开启的时间，并及时盖好瓶盖避免污染，2 h 内有效。无菌包坠落地面、无菌区建立超过 24 h，不可使用。手套破口，及时更换。

未经消毒的手不要跨越无菌区。

9. 手术人员更换位置时，如两人邻近，先由一人双手放于胸前，与交换者采用背靠背形式交换；如非邻近，则由双方先面向手术台退出，然后交换。

10. 术中关闭门窗，尽量减少开关门的次数。限制非手术人员进入手术间，减少人员走动，参观者距离手术人员 30 cm 以上。

11. 口罩潮湿后及时更换。手术人员咳嗽、打喷嚏时，应将头转离无菌区。及时擦拭手术者的汗液，避免滴落在手术台上。

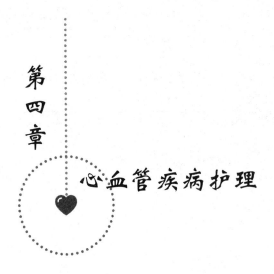

第四章

心血管疾病护理

## 第一节 心律失常的护理

正常心律起源于窦房结，并沿正常房室传导系统顺序激动心房和心室，频率为 60 ~ 100 次 /min（成人），节律基本规则。心律失常是指心脏冲动的起源、频率、节律、传导速度和传导顺序等异常。

### 一、分类

心律失常按其发生机制分为冲动形成异常和冲动传导异常两大类。

#### （一）冲动形成异常

1. 窦性心律失常

（1）窦性心动过速。

（2）窦性心动过缓。

（3）窦性心律不齐。

（4）窦性停搏等。

2. 异位心律

（1）主动性异位心律：①期前收缩（房性、房室交界区性、室性）。②阵发性心动过速（房性、房室交界区性、室性）。③心房扑动、心房颤动。④心室扑动、心室颤动。

（2）被动性异位心律：①逸搏（房性、房室交界区性、室性）。②逸搏心律（房性、房室交界区性、室性）。

#### （二）冲动传导异常

1. 生理性：干扰及房室分离。

2. 病理性：①窦房传导阻滞。②房内传导阻滞。③房室传导阻滞。④室内传导阻滞（左、右束支及左束支分支传导阻滞）。

3. 房室间传导途径异常：预激综合征。

此外，临床上依据心律失常发作时心率的快慢分为快速性心律失常和缓慢性心律失常。

### 二、病因及发病机制

#### （一）生理因素

健康人均可发生心律失常，特别是窦性心律失常和期前收缩等。情绪激动、精神紧张、过度疲劳、大量吸烟、饮酒、喝浓茶或咖啡等常为诱发因素。

**（二）器质性心脏病**

各种器质性心脏病是引发心律失常的最常见原因，以冠心病、心肌病、心肌炎、风湿性心脏病多见，尤其发生心力衰竭或心肌梗死时。

**（三）非心源性疾病**

除了心脏病外，其他系统的严重疾病，均可引发心律失常，如急性脑血管病、甲状腺功能亢进、慢性阻塞性肺病等。

**（四）其他**

电解质紊乱（低钾血症、低钙血症、高钾血症等）、药物作用（洋地黄、肾上腺素等）、心脏手术或心导管检查、中暑、电击伤等均可引发心律失常。

心律失常发生的基本原理是由于多种原因引起心肌细胞的自律性、兴奋性、传导性改变，导致心脏冲动形成异常、冲动传导异常，或两者兼而有之。

## 三、诊断要点

通过病史、体征可以做出初步判定。确定心律失常的类型主要依靠心电图，某些心律失常尚需做心电生理检查。

**（一）病史**

心律失常的诊断应从详尽采集病史入手，让患者客观描述发生心悸等症状时的感受。症状的严重程度取决于心律失常对血流动力学的影响，轻者可无症状或出现心悸、头晕；严重者可诱发心绞痛、心力衰竭、晕厥甚至猝死，增加心血管病死亡的危险性。

**（二）体格检查**

包括心脏视诊、触诊、叩诊、听诊的全面检查，并注意检查患者的神志、血压、脉搏频率及节律。

**（三）辅助检查**

心电图是诊断心律失常最重要的一项无创性检查技术。应记录多导联心电图，并记录能清楚显示 P 波导联的心电图长条以备分析，通常选择 II 或 $V_1$ 导联。其他辅助诊断的检查还有动态心电图、运动试验和食管心电图等。临床心电生理检查，如食管心房调搏检查、心室内心电生理检查对明确心律失常的发病机制、治疗、预后均有很大帮助。

## 四、各种心律失常的概念、临床意义及心电图特点

**（一）窦性心律失常**

正常心脏起搏点位于窦房结，由窦房结发出冲动引起的心律称窦性心律，成人频率为 60 ～ 100 次 /min。正常窦性心律的心电图特点（图 4-1）为：①P 波在 I、II、aVF 导联直立，aVR 导联倒置。②PR 间期 0.12 ～ 0.20 s。③PP 间期之差 < 0.12 s。窦性心律的频率可因年龄、性别、体力活动等不同有显著差异。

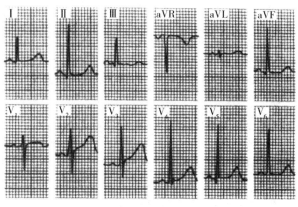

图 4-1　正常心电图

1. 窦性心动过速

（1）成人窦性心律的频率超过 100 次 /min，称为窦性心动过速，其心率的增快和减慢是逐渐改变的。

（2）心电图特点（图 4-2）为窦性心律，PP 间期 < 0.60 s，成人频率大多在 100 ~ 180 次 /min。

（3）窦性心动过速一般不需特殊治疗。治疗主要针对原发病和去除诱因，必要时可应用 β 受体阻滞剂（如普萘洛尔）或镇静剂（如地西泮）。

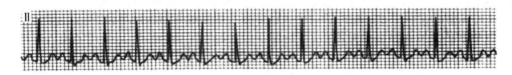

图 4-2　窦性心动过速

2. 窦性心动过缓

（1）成人窦性心律的频率低于 60 次 /min，称为窦性心动过缓。

（2）心电图特点（图 4-3）为窦性心律，PP 间期 > 1.0 s。常伴窦性心律不齐，即 PP 间期之差 > 0.12 s。

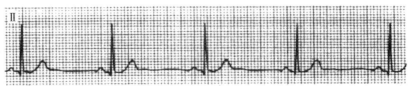

图 4-3　窦性心动过缓

（3）无症状的窦性心动过缓通常无须治疗。因心率过慢出现头晕、乏力等心排血量不足症状时，可用阿托品、异丙肾上腺素等药物，必要时需行心脏起搏治疗。

3. 窦性停搏

（1）窦性停搏是指窦房结冲动形成暂停或中断，导致心房及心室活动相应暂停的现象，又称窦性静止。

（2）心电图特点（图 4-4）为一个或多个 PP 间期显著延长，而长 PP 间期与窦性心律的基本 PP 间期之间无倍数关系，其后可出现交界性或室性逸搏或逸搏心律。

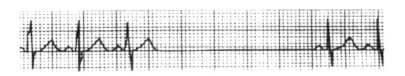

图 4-4　窦性停搏

（3）窦性停搏可由迷走神经张力增高或洋地黄、胺碘酮、钾盐、乙酰胆碱等药物，高钾血症、心肌炎、心肌病、冠心病等引起。临床症状轻重不一，轻者无症状或偶尔出现心搏暂停，重者可发生阿 - 斯综合征甚至死亡。

4. 病态窦房结综合征

（1）病态窦房结综合征（SSS），简称病窦综合征。由窦房结及其邻近组织病变引起的窦房结起搏功能和（或）窦房结传导功能障碍，从而产生多种心律失常的综合表现。

（2）病窦综合征常见病因为冠心病、心肌病、心肌炎，亦可见于结缔组织病、代谢性疾病及家族性遗传性疾病等，少数病因不明。主要临床表现为心动过缓所致脑、心、肾等脏器供血不足症状，尤以脑供血不足症状为主。轻者表现为头晕、心悸、乏力、记忆力减退等，重者可发生短暂晕厥或阿 - 斯综合征。部分患者合并短阵室上性快速性心律失常发作（慢 - 快综合征），进而可出现心悸、心绞痛或心力衰竭。

（3）心电图特点（图4-5）为：①持续而显著的窦性心动过缓（＜50次/min）。②窦性停搏或（和）窦房传导阻滞。③窦房传导阻滞与房室传导阻滞并存。④心动过缓 – 心动过速综合征，又称慢 – 快综合征，是指心动过缓与房性快速性心律失常（如房性心动过速、心房扑动、心房颤动）交替发作，房室交界区性逸搏心律。

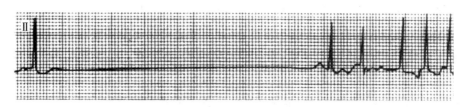

图 4-5　病态窦房结综合征（慢 – 快综合征）

（4）积极治疗原发疾病。无症状者，不必给予治疗，仅定期随访观察；反复出现严重症状及心电图大于 3 s 长间歇者宜首选安装人工心脏起搏器。慢 – 快综合征应用起搏器治疗后，患者仍有心动过速发作，则可同时用药物控制快速性心律失常发作。

**（二）期前收缩**

期前收缩又称过早搏动，简称早搏。是指窦房结以外的异位起搏点发出的过早冲动引起的心脏搏动。根据异位起搏点的部位不同可分为房性、房室交界性和室性。早搏可偶发或频发，如每个窦性搏动后出现一个早搏，称为二联律；每两个窦性搏动后出现一个早搏，称三联律。在同一导联上如室性早搏的形态不同，称为多源性室性早搏。

期前收缩可见于健康人，其发生与情绪激动、过度疲劳、过量饮酒或吸烟、饮浓茶、咖啡等有关。冠心病急性心肌梗死、风湿性心瓣膜病、心肌病、心肌炎等各种心脏病常可引起。此外，药物毒性作用，电解质紊乱，心脏手术或心导管检查均可引起期前收缩。

1. 临床意义

偶发的期前收缩一般无症状，部分患者可有漏跳的感觉。频发的期前收缩由于影响心排血量，可引起头痛、乏力、晕厥等；原有心脏病者可诱发或加重心绞痛或心力衰竭。听诊心律不规则，期前收缩的第一心音增强，第二心音减弱或消失。脉搏触诊可发现脉搏脱落。

2. 心电图特点

（1）房性期前收缩（图4-6）：提前出现的房性异位 P' 波，其形态与同导联窦性 P 波不同；P'R 间期 ＞ 0.12 s；P' 波后的 QRS 波群有 3 种可能：①与窦性心律的 QRS 波群相同。②因室内差异性传导出现宽大畸形的 QRS 波群。③提前出现的 P' 波后无 QRS 波群，称为未下传的房性期前收缩；多数为不完全性代偿间歇（即期前收缩前后窦性 P 波之间的时限常短于 2 个窦性 PP 间期）。

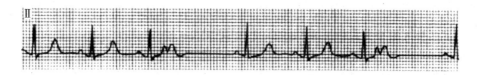

图 4-6　房性期前收缩

（2）房室交界区性期前收缩（图4-7）：提前出现的 QRS 波群，其形态与同导联窦性心律 QRS 波群相同，或因室内差异性传导而变形；逆行 P 波（Ⅰ、Ⅱ、aVF 导联倒置，aVR 导联直立）有 3 种可能：①P' 波位于 QRS 波群之前，P'R 间期 ＜ 0.12 s。②P' 波位于 QRS 波群之后，RP' 间期 ＜ 0.20 s。③P' 波埋于 QRS 波群中，QRS 波群之前后均看不见 P' 波；多数为完全性代偿间期（即期前收缩前后窦性 P 波之间的时限等于 2 个窦性 PP 间期）。

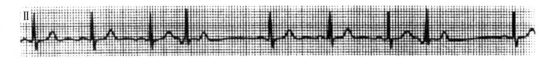

图 4-7　房室交界性期前收缩

（3）室性期前收缩（图 4-8）：①提前出现的 QRS 波群宽大畸形，时限 > 0.12 s。② QRS 波群前无相关的 P 波。③ T 波方向与 QRS 波群主波方向相反。④多数为完全性代偿间歇。

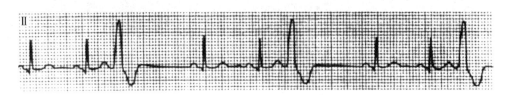

图 4-8　室性期前收缩

3. 治疗要点

（1）病因治疗：积极治疗原发病，解除诱因。如改善心肌供血，控制心肌炎症，纠正电解质紊乱，避免情绪激动或过度疲劳等。

（2）药物治疗：无明显自觉症状或偶发的期前收缩者，一般无须抗心律失常药物治疗，可酌情使用镇静剂，如地西泮等。如频繁发作，症状明显或有器质性心脏病者，必须积极治疗。根据期前收缩的类型选用不同的药物。房性期前收缩、交界性期前收缩可选用维拉帕米、普罗帕酮、莫雷帕酮或 β 受体阻滞剂等药物。室性期前收缩选用 β 受体阻滞剂、美西律、普罗帕酮、莫雷帕酮等药物。

（3）其他：急性心肌梗死早期发生的室性期前收缩可选用利多卡因；洋地黄中毒引起的室性期前收缩者首选苯妥英钠。

**（三）阵发性心动过速**

阵发性心动过速是一种阵发性快速而规律的异位心律，是由 3 个或 3 个以上连续发生的期前收缩形成，根据异位起搏点的部位不同可分为房性、房室交界性和室性阵发性心动过速。由于房性、房室交界性阵发性心动过速在临床上难以区别，故统称为阵发性室上性心动过速（PSVT）。阵发性室上性心动过速常见于无器质性心脏病者，其发作与体位改变、情绪激动、过度疲劳、烟酒过量等有关。阵发性室性心动过速多见于心肌病变广泛而严重的患者，如冠心病发生急性心肌梗死时；其次是心肌病、心肌炎、二尖瓣脱垂、心瓣膜病等。

1. 临床意义

（1）阵发性室上性心动过速突然发作、突然终止，持续时间长短不一。发作时患者常有心悸、焦虑、紧张、乏力，甚至诱发心绞痛、心功能不全、晕厥或休克。症状轻重取决于发作时的心率、持续时间和有无心脏病变等。听诊，心律规则，心率 150 ~ 250 次 /min，心尖部第一心音强度不变。

（2）阵发性室性心动过速症状轻重取决于室速发作的频率、持续时间、有无器质性心脏病及心功能状况。非持续性室速（发作时间 < 30 s）患者通常无症状或仅有心悸；持续性室速患者常伴明显血流动力学障碍与心肌缺血，可出现低血压、晕厥、心绞痛、休克或急性肺水肿。听诊心律略不规则，心率常在 100 ~ 250 次 /min。如发生完全性房室分离，则第一心音强度不一致。

2. 心电图特点

（1）阵发性室上性心动过速（图 4-9）：① 3 个或 3 个以上连续而迅速地室上性早搏，频率范围达 150 ~ 250 次 /s，节律规则。② P 波不易分辨。③绝大多数患者 QRS 波群形态与时限正常。

（2）阵发性室性心动过速（图 4-10）：① 3 个或 3 个以上连续而迅速地室性早搏，频率范围达 100 ~ 250 次 /min，节律较规则或稍有不齐。② QRS 波群形态畸形，时限 > 0.12 s，有继发 ST-T 改变。③如有 P 波，则 P 波与 QRS 波无关，且其频率比 QRS 频率缓慢。④常可见心室夺获与室性融合波。

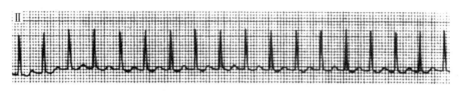

图 4-9　阵发性室上性心动过速

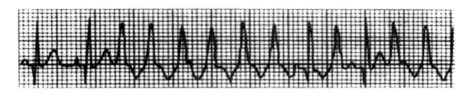

图 4-10　阵发性室性心动过速

3. 治疗要点

（1）阵发性室上性心动过速。急性发作时治疗：①刺激迷走神经。可起到减慢心率、终止发作的作用。方法包括刺激悬雍垂诱发恶心、呕吐；深吸气后屏气，再用力做呼气动作（Valsalva 动作）；颈动脉窦按摩等。上述方法可重复多次使用。②药物终止发作。当刺激迷走神经无效时，可采用维拉帕米或三磷酸腺苷（ATP）静脉注射。

预防复发：除避免诱因外，发作频繁者可选用地高辛、长效钙通道阻滞剂、长效普萘洛尔等药物。

对于反复发作或药物治疗无效者，可考虑施行射频消融术。该方法具有安全、迅速、有效且能治愈心动过速的优点，可作为预防发作的首选方法。

（2）阵发性室性心动过速：由于室速多发生于器质性心脏病者，往往导致血流动力学障碍，甚至发展为室颤，应严密观察予以紧急处理，终止其发作。

一般遵循的原则是：无器质性心脏病者发生的非持续性室速，如无症状，无须进行治疗；持续性室速发作，无论有无器质性心脏病，均应给予治疗；有器质性心脏病的非持续性室速亦应考虑治疗。药物首选利多卡因，静脉注射 100 mg，有效后可予静脉滴注维持。其他药物如普罗帕酮、胺碘酮也有疗效。如使用上述药物无法终止发作，且患者已出现低血压、休克、脑血流灌注不足等危险表现，应立即给予同步直流电复律。

**（四）扑动与颤动**

当自发性异位搏动的频率超过阵发性心动过速的范围时，形成扑动或颤动。根据异位起搏点的部位不同可分为心房扑动（简称房扑）与心房颤动（简称房颤）；心室扑动（简称室扑）与心室颤动（简称室颤）。房颤是成人最常见的心律失常之一，远较房扑多见，两者发病率之比为 10：1 ~ 20：1，绝大多数见于各种器质性心脏病，其中以风湿性心瓣膜病最为常见。室扑与室颤是最严重的致命性心律失常，室扑多为室颤的前奏，而室颤则是导致心源性猝死的常见心律失常，也是心脏病或其他疾病临终前的表现。

1. 临床意义

（1）心房扑动与心房颤动。房扑和房颤的症状取决于有无器质性心脏病、基础心功能以及心室率的快慢。如心室率不快且无器质性心脏病者可无症状；心室率快者可有心悸、胸闷、头晕、乏力等。房颤时心房有效收缩消失，心排血量减少 25% ~ 30%，加之心室率增快，对血流动力学影响较大，导致心排血量、冠状循环及脑部供血明显减少，引起心力衰竭、心绞痛或晕厥；还易引起心房内附壁血栓的形成，部分血栓脱落可引起体循环动脉栓塞，以脑栓塞最常见。体检时房扑的心室律可规则或不规则。房颤时，听诊第一心音强弱不等，心室律绝对不规则；心室率较快时，脉搏短绌（脉率慢于心率）明显。

（2）心室扑动与心室颤动。室扑和室颤对血流动力学的影响均等于心室停搏，其临床表现无差别，两者具有下列特点：意识突然丧失，常伴有全身抽搐，持续时间长短不一；心音消失，脉搏触不到，血压测不出；呼吸不规则或停止；瞳孔散大，对光反射消失。

2. 心电图特点

（1）心房扑动心电图特征（图 4-11）：①P 波消失，代之以 250 ～ 350 次 /min，间隔均匀，形状相似的锯齿状心房扑动波（F 波）。②F 波与 QRS 波群成某种固定的比例，最常见的比例为 2 ：1 房室传导，有时比例关系不固定，则引起心室律不规则。③QRS 波群形态一般正常，伴有室内差异性传导者 QRS 波群可增宽、变形。

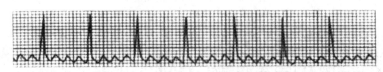

图 4-11 心房扑动（2：1 房室传导）

（2）心房颤动心电图特征（图 4-12）：①P 波消失，代之以大小不等、形态不一、间期不等的心房颤动波（f 波），频率为 350 ～ 600 次 /min。②RR 间期绝对不等。③QRS 波群形态通常正常，当心室率过快，发生室内差异性传导时，QRS 波群增宽、变形。

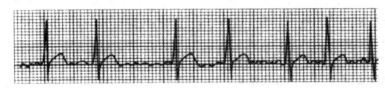

图 4-12 心房颤动

（3）心室扑动的心电图特点（图 4-13）：P-QRS-T 波群消失，代之以 150 ～ 300 次 /min 波幅大而较规则的正弦波（室扑波）图形。

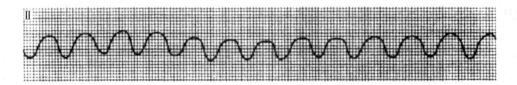

图 4-13 心室扑动

（4）心室颤动的心电图特点（图 4-14）：P-QRS-T 波群消失，代之以形态、振幅与间隔绝对不规则的颤动波（室颤波），频率为 150 ～ 500 次 /min。

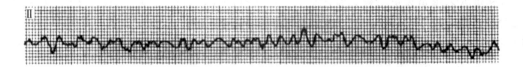

图 4-14 心室颤动

3. 治疗要点

（1）心房扑动和颤动：房扑或房颤伴有较快心室率时，可使用洋地黄类药物减慢心室率，以保持血流动力学的稳定，此法可以使有些房扑或房颤转为窦性心律。其他药物如维拉帕米、地尔硫卓等也能起到终止房扑、房颤的作用。对于持续性房颤的患者，符合条件者可采用药物如奎尼丁、胺碘酮等进行复律。无效时可使用电复律。

（2）心室扑动和颤动：室扑或室颤发生后，如果不迅速采取抢救措施，患者一般在 3 ～ 5 min 内死亡，因此必须争分夺秒、尽快恢复有效心律。一旦心电监测确定为心室扑动或颤动时，立即采用除颤器进行非同步直流电除颤，同时配合胸部按压及人工呼吸等心肺复苏术，并经静脉注射利多卡因以及其他复苏药物如肾上腺素等。

**（五）房室传导阻滞**

房室传导阻滞（AVB）是指冲动从心房传到心室的过程中，冲动传导的延迟或中断。根据病因不同，其阻滞部位可发生在房室结、房室束以及束支系统内，按阻滞程度可分为三类。常见器质性心脏病，偶尔第一度和第二度Ⅰ型房室传导阻滞可见于健康人，与迷走神经张力过高有关。

1. 临床意义

（1）第一度房室传导阻滞：指传导时间延长（PR间期延长）；患者多无自觉症状，听诊时第一心音可略为减弱。

（2）第二度房室传导阻滞：指心房冲动部分不能传入心室（心搏脱漏）；心搏脱漏仅偶尔出现时，患者多无症状或偶有心悸，如心搏脱漏频繁心室率缓慢时，可有乏力、头晕甚至短暂晕厥；听诊有心音脱漏，触诊脉搏脱落，若为2∶1传导阻滞，则可听到慢而规则的心室率。

（3）第三度房室传导阻滞：指心房冲动全部不能传入心室；患者症状取决于心室率的快慢，如心室率过慢，心排血量减少，导致心脑供血不足，可出现头晕、疲乏、心绞痛、心力衰竭等，如心室搏动停顿超过15 s可引起晕厥、抽搐，即阿-斯综合征发生，严重者可猝死；听诊心律慢而规则，心室率多为35～50次/min，第一心音强弱不等，间或闻及心房音及响亮清晰的第一心音（大炮音）。

2. 心电图特点

（1）第一度房室传导阻滞心电图特征（图4-15）：①PR间期延长，成人>0.20 s（老年人>0.21 s）。②每个P波后均有QRS波群。

（2）第二度房室传导阻滞：按心电图表现可分为Ⅰ型和Ⅱ型。

第二度Ⅰ型房室传导阻滞心电图特征（图4-16）：①PR间期在相继的心搏中逐渐延长，直至发生心室脱漏，脱漏后的第一个PR间期缩短，如此周而复始。②相邻的RR间期进行性缩短，直至P波后QRS波群脱漏。③心室脱漏造成的长RR间期小于两个PP间期之和。

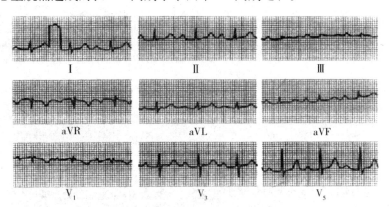

图4-15 第一度房室传导阻滞

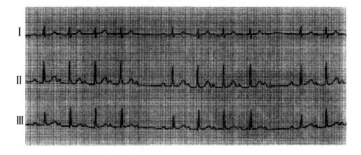

图4-16 第二度Ⅰ型房室传导阻滞

第二度Ⅱ型房室传导阻滞心电图特征（图4-17）：①PR间期固定不变（可正常或延长）。②数个P波之后有一个QRS波群脱漏，形成2∶1、3∶1、3∶2等不同比例房室传导阻滞。③QRS波群形态一般正常，亦可有异常。

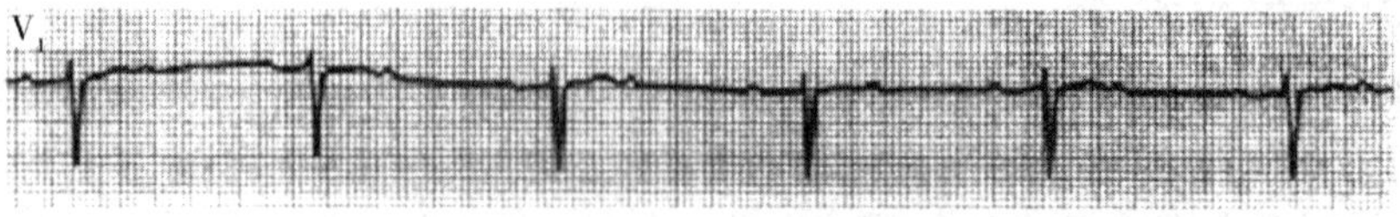

图 4-17　第二度Ⅱ型房室传导阻滞

如果第二度Ⅱ型房室传导阻滞下传比例≥ 3∶1 时，称为高度房室传导阻滞。

（3）第三度房室传导阻滞心电图特征（图 4-18）：①P 波与 QRS 波群各有自己的规律，互不相关，呈完全性房室分离。②心房率＞心室率。③ QRS 波群形态和时限取决于阻滞部位，如阻滞位于希氏束及其附近，心室率约 40 ～ 60 次 /min，QRS 波群正常。④如阻滞部位在希氏束分叉以下，心室率可在 40 次 /min 以下，QRS 波群宽大畸形。

3. 治疗要点

（1）病因治疗：积极治疗引起房室传导阻滞的各种心脏病，纠正电解质紊乱，停用有关药物，解除迷走神经过高张力等。第一度或第二度Ⅰ型房室传导阻滞，心室率不太慢（＞ 50 次 /min）且无症状者，仅需病因治疗，心律失常本身无须进行治疗。

（2）药物治疗：第二度Ⅱ型或第三度房室传导阻滞，心室率慢并影响血流动力学，应及时提高心室率以改善症状，防止发生阿 – 斯综合征。

常用药物有：①异丙肾上腺素持续静脉滴注，使心室率维持在 60 ～ 70 次 /min，对急性心肌梗死患者要慎用。②阿托品静脉注射，适用于阻滞部位位于房室结的患者。

（3）人工心脏起搏治疗：对心室率低于 40 次 /min，症状严重者，特别是曾发生过阿 – 斯综合征者，应首选安装人工心脏起搏器。

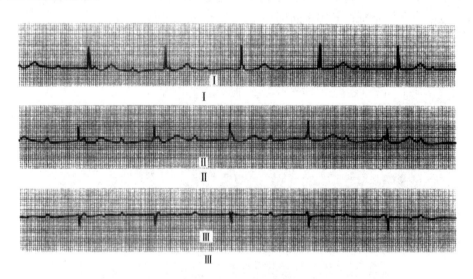

图 4-18　第三度房室传导阻滞

## 五、常见护理诊断

### （一）活动无耐力

与心律失常导致心排血量减少有关。

### （二）焦虑

与心律失常致心跳不规则、停跳及反复发作、治疗效果不佳有关。

### （三）潜在并发症

心力衰竭、猝死。

## 六、护理措施

### （一）一般护理

**1. 体位与休息**

当心律失常发作患者出现胸闷、心悸、头晕等不适时，应采取高枕卧位、半卧位或其他舒适体位，尽量避免左侧卧位。有头晕、晕厥发作或曾有跌倒病史者应卧床休息，加强生活护理。

**2. 饮食护理**

给予清淡易消化、低脂和富于营养的饮食，且少量多餐，避免刺激性饮料。有心力衰竭患者应限制钠盐摄入，对服用利尿剂者应鼓励多进食富含钾盐的食物，避免出现低钾血症而诱发心律失常。

### （二）病情观察

（1）评估心律失常可能引起的临床症状，如心悸、乏力、胸闷、头晕、晕厥等，注意观察和询问这些症状的程度、持续时间以及给患者日常生活带来的影响。

（2）定期测量心率和心律，判断有无心动过速、心动过缓、期前收缩、房颤等心律失常发生。对于房颤患者，两名护士应同时测量患者心率和脉率一分钟，并记录，以观察脉短绌的变化发生情况。

（3）心电图检查是判断心律失常类型及检测心律失常病情变化的最重要的手段，护士应掌握心电图机的使用方法，在患者心律失常突然发作时及时描记心电图并表明日期和时间。行 24 h 动态心电图检查的患者，应嘱其保持平素的生活和活动，并记录症状出现的时间及当时所从事的活动，以利于发现病情及查找病因。

（4）对持续心电监测的患者，应注意观察是否出现心律失常及心律失常的类型、发作次数、持续时间、治疗效果等情况。当患者出现频发、多源性室性早搏、RonT 现象、阵发性室性心动过速、第二度 Ⅱ型及第三度房室传导阻滞时，应及时通知医生。

### （三）用药护理

严格遵医嘱按时按量应用抗心律失常药物，静脉注射抗心律失常药物时速度应缓慢，静脉滴注速度严格按医嘱执行。用药期间严密监测脉率、心律、心率、血压及患者的反应，及时发现因用药而引起的新的心律失常和药物中毒，做好相应的护理。

**1. 奎尼丁**

毒性反映较重，可致心力衰竭、窦性停搏、房室传导阻滞、室性心动过速等心脏毒性反应，故在给药前要测量血压、心率、心律，如有血压低于 12.0/8.0 kPa（90/60 mmHg），心率慢于 60 次/min，或心律不规则时需告知医生。

**2. 普罗帕酮**

可引起恶心、呕吐、眩晕、视物模糊、房室传导阻滞，诱发和加重心力衰竭等。餐时或餐后服用可减少胃肠道刺激。

**3. 利多卡因**

有中枢抑制作用和心血管系统不良反应，剂量过大可引起震颤、抽搐，甚至呼吸抑制和心脏停搏等，应注意给药的剂量和速度。对心力衰竭、肝肾功能不全、酸中毒和老年人应减少剂量。

**4. 普萘洛尔**

可引起低血压、心动过缓、心力衰竭等，并可加重哮喘与慢性阻塞性肺部疾病。在给药前应测量患者的心率，当心率低于 50 次/min 时应及时停药。糖尿病患者可能引起低血糖、乏力。

**5. 胺碘酮**

可致胃肠道反应、肝功能损害、心动过缓、房室传导阻滞，久服可影响甲状腺功能和引起角膜碘沉着，少数患者可出现肺纤维化，是其最严重的不良反应。

**6. 维拉帕米**

可出现低血压、心动过缓、房室传导阻滞等。严重心衰、高度房室传导阻滞及低血压者禁用。

7. 腺苷

可出现面部潮红、胸闷、呼吸困难，通常持续时间小于 1 min。

**（四）特殊护理**

当患者发生较严重心律失常时应采取如下护理措施。

1. 嘱患者卧床休息，保持情绪稳定，以减少心肌耗氧量和对交感神经的刺激。

2. 给予鼻导管吸氧，改善因心律失常造成血流动力学改变而引起的机体缺氧。立即建立静脉通道，为用药、抢救做好准备。

3. 准备好纠正心律失常的药物、其他抢救药品及除颤器、临时起搏器等。对突然发生室扑或室颤的患者，应立即施行非同步直流电除颤。

4. 遵医嘱给予抗心律失常药物，注意药物的给药途径、剂量、给药速度，观察药物的作用效果和不良反应。用药期间严密监测心电图、血压，及时发现因用药而引起的新的心律失常。

**（五）健康教育**

1. 疾病知识指导

向患者及家属讲解心律失常的常见病因、诱因及防治知识，使患者和家属能充分了解该疾病，而与医护人员配合共同控制疾病。

2. 生活指导

快速心律失常患者应改变不良的生活习惯，如吸烟、饮酒、喝咖啡、浓茶等；避开造成精神紧张激动的环境，保持乐观稳定的情绪，分散注意力，不要过分注意心悸的感受。使患者和亲属明确无器质性心脏病的良性心律失常对人的影响主要是心理因素。帮助患者协调好活动与休息，根据心功能情况合理安排，注意劳逸结合。运动有诱发心律失常的危险，建议做较轻微的运动或最好在有家人陪同的条件下运动。心动过缓者应避免屏气用力的动作，以免兴奋迷走神经而加重心动过缓。

3. 用药指导

让患者认识服药的重要性，按医嘱继续服用抗心律失常药物，不可自行减量或撤换药物。教会患者观察药物疗效和不良反应，必要时提供书面材料，嘱有异常时及时就医。对室上性阵发性心动过速的患者和家属，教会采用刺激迷走神经的方法，如刺激咽后壁诱发恶心；深吸气后屏气再用力呼气，上述方法可终止或缓解室上速。教会患者家属徒手心肺复苏的方法，以备紧急需要时应用。

4. 自我监测指导

教会患者及家属测量脉搏的方法，每天至少一次，每次应在一分钟以上并做好记录。告诉患者和家属何时应来医院就诊：①脉搏过缓，少于 60 次 /min，并有头晕、目眩或黑蒙。②脉搏过快，超过 100 次 /min，休息及放松后仍不减慢。③脉搏节律不齐，出现漏搏、期前收缩超过 5 次 /min。④原本整齐的脉搏出现脉搏忽强忽弱、忽快忽慢的现象。⑤应用抗心律失常药物后出现不良反应。出现上述情形应及时就诊，并能按时随诊复查。

# 第二节　风湿性心脏瓣膜病的护理

风湿性心脏瓣膜病简称风心病。本病多见于 20 ～ 40 岁，女性多于男性，约 1/3 的患者无典型风湿热病史。二尖瓣病变最常见，发生率达 95% ～ 98%；主动脉瓣病变次之，发生率为 20% ～ 35%；三尖瓣病变为 5%；肺动脉瓣病变仅为 1%；联合瓣膜病变占 20% ～ 30%。非风湿性心瓣膜病见于老年瓣膜病、二尖瓣脱垂综合征、先天性瓣膜异常、感染性心内膜炎、外伤等。

## 一、二尖瓣狭窄

**（一）病因和发病机制**

二尖瓣狭窄（MS）几乎均为风湿性，2/3 为女性，急性风湿热一般 10 年后（至少 2 年）才出现杂音，常于 25 ～ 30 岁时出现症状。先天性 MS 罕见，患儿的存活时间一般不超过 2 年。老年性二尖瓣狭窄患者并不罕见。占位性病变，如左心房黏液瘤或血栓形成很少导致 MS。

MS 是一种进行性损害性病变，狭窄程度随年龄增加而逐渐加重。无症状期为 10 ~ 20 年。多数患者在风湿热发作后 10 年内无狭窄的临床症状。在随后的 10 年内，多数患者可做出二尖瓣狭窄的诊断，但患者常无症状。正常二尖瓣瓣口面积为 4 ~ 6 cm$^2$，当瓣口缩小到 1.5 ~ 2.5 cm$^2$ 时，才出现明显的血流动力学障碍，患者可感到劳累时心悸气促，此时患者一般在 20 ~ 40 岁。再过 10 年，当瓣口缩小到 1.1 ~ 1.5 cm$^2$ 时，就会出现明显的左心力衰竭症状。当瓣口小于 1.0 cm$^2$ 时，肺动脉压明显升高，患者出现右心衰竭的症状和体征，随后因反复发作心力衰竭而死亡。

**（二）临床表现**

**1. 症状**

MS 的临床表现主要有呼吸困难、咯血、咳嗽、心悸，少数患者可有胸痛、晕厥。合并快速性心房颤动、肺部感染等，可发生急性左心衰竭。有胸痛者，常提示合并冠心病、严重主动脉瓣病变或肺动脉高压（致右心室缺血）等。出现晕厥者少见，如反复发生晕厥多提示合并主动脉瓣狭窄、左心房球形血栓、并发肺栓塞或左心房黏液瘤等。由于患者左心房扩大和肺动脉扩张而挤压左喉返神经而引起声音嘶哑，压迫食管可引起吞咽困难。肺水肿为重度二尖瓣狭窄的严重并发症，患者突然出现重度呼吸困难，不能平卧，咳粉红色泡沫样痰，双肺布满啰音，如不及时抢救，往往致死。长期的肺淤血可引起肺动脉高压、右心衰竭而使患者出现颈静脉怒张、肝大、直立性水肿和胸腔积液、腹水等；右心衰竭发生后患者的呼吸困难减轻，发生急性肺水肿和大咯血的危险性减少。

MS 常并发心房颤动（发生率为 20% ~ 60%，平均为 50%），主要见于病程晚期；房颤发生后心排血量减少 20% 左右，可诱发、加重心功能不全，甚至引起急性肺水肿。房颤发生后平均存活年限为 5 年左右，但也有存活长达 25 年以上者。由于房颤后心房内血流缓慢及淤滞，故易促发心房内血栓形成，血栓脱落后可引起栓塞。其他并发症有感染性心内膜炎（8%）、肺部感染等。

**2. 体征**

查体可有二尖瓣面容——双颧绀红色，心尖区第一心音（$S_1$）亢进和开瓣音（如瓣膜钙化僵硬则第一心音减弱、开瓣音消失），心尖区有低调的隆隆样舒张中晚期杂音，常伴舒张期震颤。肺动脉高压时可有肺动瓣第二音（$P_2$）亢进，也可有肺动脉扩张及三尖瓣关闭不全的杂音。心房颤动特别是伴有较快心室率时，心尖区舒张期杂音可发生改变或暂时消失，心率变慢后杂音又重新出现。所谓"哑型 MS"是指有 MS 存在，但临床上未能闻及心尖区舒张期杂音，这种情况可见于快速性心房颤动、合并重度二尖瓣反流或主动脉瓣病变、心脏重度转位、合并肺气肿、肥胖以及重度心功能不全等。

**（三）诊断**

**1. 辅助检查**

（1）X 线：典型表现为二尖瓣型心脏，左心房大、右心室大、主动脉结小，食管下段后移，肺淤血，间质性肺水肿和含铁血黄素沉着等征象。

（2）心电图：可出现二尖瓣型 P 波，PTFV$_1$（＋），心电轴右偏和右心室肥厚。

（3）超声心动图：可确定狭窄瓣口面积及形态，M 型超声可见二尖瓣运动曲线呈典型"城垛样改变"。

**2. 诊断要点**

查体发现心尖区隆隆样舒张期杂音、心尖区 $S_1$ 亢进和开瓣音、$P_2$ 亢进，可考虑 MS 的诊断。辅助检查可明确诊断。

依瓣口大小，将 MS 分为轻、中、重度；其瓣口面积分别为 1.5 ~ 2.0 cm$^2$、1.0 ~ 1.5 cm$^2$、小于 1.0 cm$^2$。

**3. 鉴别诊断**

临床上应与下列情况的心尖区舒张期杂音相鉴别，如功能性 MS、左心房黏液瘤或左心房球形血栓、扩张型或肥厚型心肌病、三尖瓣狭窄、Austin-Flint 杂音、Carey-Coombs 杂音以及甲状腺功能亢进、贫血、二尖瓣关闭不全、室缺等流经二尖瓣口的血流增加时产生的舒张期杂音。

## （四）治疗

MS 患者左心室并无压力负荷或容量负荷过重，因此没有任何特殊的内科治疗。内科治疗的重点是针对房颤和防止血栓栓塞并发症。对出现肺淤血或肺水肿的患者，可慎用利尿药和静脉血管扩张药，以减轻心脏前负荷和肺淤血。洋地黄仅适用于控制快速性房颤时的心室率。β 受体阻滞药仅适用于心房颤动并快速心室率或有窦性心动过速时。MS 的主要治疗措施是手术。

# 二、二尖瓣关闭不全

## （一）病因和发病机制

二尖瓣关闭（MR）包括急性和慢性 2 种类型。急性二尖瓣关闭不全起病急，病情重。急性 MR 多为腱索断裂或乳头肌断裂引起，此外，感染性心内膜炎所致的瓣膜穿孔、二尖瓣置换术后发生的瓣周漏、MS 的闭式二尖瓣分离术或球囊扩张术的瓣膜撕裂等也可引起。慢性 MR 在我国以风心病为其最常见原因，在西方国家则二尖瓣脱垂为常见原因。其他原因有冠心病、老年瓣膜病、感染性心内膜炎、左心室显著扩大、先天畸形、特发性腱索断裂、系统性红斑狼疮、类风湿关节炎、肥厚型梗阻性心肌病、心内膜心肌纤维化和左心房黏液瘤等。

急性 MR 时，左心房压急速上升，进而导致肺淤血，甚至急性肺水肿，相继出现肺动脉高压及右心衰竭；而左心室的前向排血量明显减少。慢性 MR 时，左心房顺应性增加，左心房扩大。同时扩大的左心房、左心室在较长时间内适应容量负荷增加，使左心房室压不至于明显上升，故肺淤血出现较晚。持续的严重过度负荷，终致左心衰竭，肺淤血、肺动脉高压、右心衰竭相继出现。

## （二）临床表现

1. 症状

轻度 MR 患者，如无细菌性心内膜炎等并发症，可无症状。最早症状常为活动后易疲乏，或体力活动后心悸、呼吸困难。当出现左心衰竭时，可表现为活动后呼吸困难或端坐呼吸，但较少发生肺水肿及咯血。一旦出现左心衰竭，多呈进行性加重，病情多难以控制。急性 MR 时，起病急，病情重，肺淤血，甚至急性肺水肿，相继出现肺动脉高压及右心衰竭。

2. 体征

查体于心尖区可闻及全收缩期吹风样高调一贯性杂音，可伴震颤；杂音一般向左腋下和左肩胛下区传导。心尖搏动呈高动力型；瓣叶缩短所致重度关闭不全者，第一心音常减弱。

二尖瓣脱垂者的收缩期非喷射性喀喇音和收缩晚期杂音为本病的特征。凡使左心室舒张末期容积减少的因素，如从平卧位到坐位或直立位、吸入亚硝酸异戊酯等都可以使喀喇音提前和收缩期杂音延长；凡使左心室舒张末期容积增加的因素，如下蹲、握拳、使用普萘洛尔（心得安）等均使喀喇音出现晚和收缩期杂音缩短。严重的二尖瓣脱垂产生全收缩期杂音。

## （三）诊断

1. 辅助检查

（1）左心室造影：为本病半定量反流严重程度的"金标准"。

（2）多普勒超声：诊断 MR 敏感性几乎达 100%，一般将左心房内最大反流面积 < 4 cm$^2$ 为轻度反流，4 ~ 8 cm$^2$ 为中度反流，> 8 cm$^2$ 为重度反流。

（3）超声心动图：可显示二尖瓣形态特征，并提供心腔大小、心功能及并发症等情况。

2. 诊断要点

MR 的主要诊断依据为心尖区响亮而粗糙的全收缩期杂音，伴左心房、左心室增大。确诊有赖于超声心动图等辅助检查。

3. 鉴别诊断

因非风湿性 MR 占全部 MR 的 55%，加之其他心脏疾患也可在心尖区闻及收缩期杂音，故应注意鉴别。非风湿性 MR 杂音可见于房缺合并 MR、乳头肌功能不全或断裂、室间隔缺损、三尖瓣关闭不全、主动脉瓣狭窄及关闭不全、二尖瓣腱索断裂或瓣叶穿孔、二尖瓣脱垂、二尖瓣环钙化、扩张型心肌病、直背综合征等。

#### （四）治疗

1. 二尖瓣关闭不全

无症状的慢性 MR、左心室功能正常时，并无公认的内科治疗。如无高血压，也无应用扩血管药或 ACEI 的指征。主要的治疗措施是手术。

2. 二尖瓣脱垂

二尖瓣脱垂不伴有 MR 时，内科治疗主要是预防心内膜炎和防止栓塞。β 受体阻滞药可应用于二尖瓣脱垂患者伴有心悸、心动过速或伴交感神经兴奋增加的症状以及有胸痛、忧虑的患者。

### 三、主动脉瓣狭窄

#### （一）病因和发病机制

主动脉瓣狭窄（AS）的主要原因是风湿性、先天性和老年退行性瓣膜病变。风湿性 AS 约占慢性风湿性心脏病的 25%，男性多见，几乎均伴发二尖瓣病变和主动脉瓣关闭不全。

正常瓣口面积为大于或等于 3.0 cm$^2$。当瓣口面积减少一半时，收缩期无明显跨瓣压差；小于或等于 1.0 cm$^2$ 时，左心室收缩压明显增高，压差显著。左心室对慢性 AS 所致后负荷增加的代偿机制为进行性左心室壁向心性肥厚，顺应性降低，左心室舒张末期压力进行性增高；进而导致左心房代偿性肥厚，最终由于室壁应力增高、心肌缺血和纤维化而致左心衰竭。严重的 AS 致心肌缺血。

#### （二）临床表现

1. 症状

AS 可多年无症状，一旦出现症状平均寿命仅 3 年。典型的 AS 三联症是晕厥、心绞痛和劳力性呼吸困难。呼吸困难是最常见的症状，约见于 90% 的患者，先是劳力性呼吸困难，进而发生端坐呼吸、阵发性夜间呼吸困难和急性肺水肿。心绞痛见于 60% 的有症状患者，多发生于劳累或卧床时，3% ~ 5% 的患者可发生猝死。晕厥或晕厥先兆可见于 1/3 的有症状患者，可发生于用力或服用硝酸甘油时，表明 AS 严重。晕厥也可由心室纤颤引起。少部分患者可发生心律失常、感染性心内膜炎、体循环栓塞、胃肠道出血和猝死等。

2. 体征

查体心尖部抬举性搏动十分有力且有滞留感，心尖部向左下方移位。80% 的患者于心底部主动脉瓣区可能触及收缩期震颤，反映跨膜压差 > 5.3 kPa（40 mmHg）。典型的 AS 收缩期杂音在 3/6 级以上，为喷射性，呈递增—递减型，菱峰位于收缩中期，在胸骨右缘第 2 肋间及胸骨左缘第 3 ~ 4 肋间最清楚。主动脉瓣区第二心音减弱或消失。收缩压显著降低，脉压小，脉搏弱。高度主动脉瓣狭窄时，杂音可不明显，而心尖部可闻及第四心音，提示狭窄严重，跨膜压差在 9.3 kPa（70 mmHg）以上。

#### （三）诊断

1. 辅助检查

（1）心电图：可表现为左心室肥厚、伴 ST-T 改变和左心房增大。

（2）超声心动图：有助于确定瓣口狭窄的程度和病因诊断。

（3）心导管检查：可测出跨瓣压差并据此计算出瓣口面积，> 1.0 cm$^2$ 为轻度狭窄，0.75 ~ 1.0 cm$^2$ 为中度狭窄，< 0.75 cm$^2$ 为重度狭窄。根据压差判断，则平均压差 > 6.7 kPa（50 mmHg）或峰压差 > 9.3 kPa（70 mmHg）为重度狭窄。

2. 诊断和鉴别诊断

根据病史、主动脉瓣区粗糙而响亮的喷射性收缩期杂音和收缩期震颤，诊断多无困难。应鉴别是风湿性、先天性、老年钙化性 AS 或特发性肥厚型主动脉瓣下狭窄（IHSS）。病史、超声心动图等可助鉴别。

#### （四）治疗

无症状的 AS 患者并无特殊内科治疗。有症状的 AS 则必须手术。有肺淤血的患者，可慎用利尿药。

ACEI 具有血管扩张作用，应慎用于瓣膜狭窄的患者，以免前负荷过度降低致心排血量减少，引起低血压、晕厥等。AS 患者亦应避免应用 β 受体阻滞药等负性肌力药物。重度 AS 患者应选用瓣膜置换术。经皮主动脉球囊成形术尚不成熟，仅适用于不能手术患者的姑息治疗。

## 四、主动脉瓣关闭不全

### （一）病因和发病机制

主动脉瓣关闭不全（AR）系由主动脉瓣和主动脉根部病变所引起，分急性与慢性两类。慢性 AR 的病因有风湿性、先天性畸形、主动脉瓣脱垂、老年瓣膜病变、主动脉瓣黏液变性、梅毒性 AR、升主动脉粥样硬化与扩张、马方综合征、强直性脊柱炎、特发性升主动脉扩张、严重高血压和（或）动脉粥样硬化等，其中 2/3 的 AR 为风心病引起，单纯风湿性 AR 少见。

急性 AR 的原因有：感染性心内膜炎、主动脉根部夹层或动脉瘤、由外伤或其他原因导致的主动脉瓣破裂或急性脱垂、AS 行球囊成形术或瓣膜置换术的并发症。

急性 AR 时，心室舒张期血流从主动脉反流入左心室，左心室同时接受左心房和主动脉反流的血液，左心室急性扩张以适应容量过度负荷的能力有限，故左心室舒张压急剧上升，随之左心房压升高、肺淤血、肺水肿。同时，AR 使心脏前向排血量减少。

慢性 AR 时，常缓慢发展、逐渐加重，故左心室有充足的时间进行代偿；使左心室能够在反流量达心排血量 80% 左右的情况下，多年不出现严重循环障碍的症状；晚期才出现心室收缩功能降低，左心衰竭。

### （二）临床表现

1. 症状

急性 AR，轻者可无症状，重者可出现急性左心衰竭和低血压。慢性 AR 可多年（5～10 年）无症状，首发症状可为心悸、胸壁冲撞感、心前区不适、头部强烈搏动感；随着左心功能减退，出现劳累后气急或呼吸困难，左心衰竭逐渐加重后，可随时发生阵发性夜间呼吸困难、肺水肿及端坐呼吸，随后发生右心衰竭。亦可发生心绞痛（较主动脉瓣狭窄少见）和晕厥。在出现左心衰竭后，病情呈进行性恶化，常于 1～2 年内死亡。

2. 体征

查体在胸骨左缘第 3～4 肋间或胸骨右缘第 2 肋间闻及哈气样递减型舒张期杂音。该杂音沿胸骨左缘向下传导，达心尖部及腋前线，取坐位、前倾、深呼气后屏气最清楚。主动脉瓣区第二心音减弱或消失。脉压升高，有水冲脉，周围血管征常见。

### （三）诊断

1. 辅助检查

（1）X 线胸片：表现为左心室、左心房大，心胸比率增大，左心室段延长及隆突，心尖向下延伸，心腰凹陷，心脏呈主动脉型，主动脉继发性扩张。

（2）心电图：表现为左心室肥厚伴劳损。

（3）超声心动图：可见主动脉增宽，AR 时存在裂隙或瓣膜撕裂、穿孔等，二尖瓣前叶舒张期纤细扑动或震颤（为 AR 的可靠征象，但敏感性只有 43%），左心室扩大，室间隔活动增强并向右移动等。

（4）心脏多普勒超声心动图：可显示血液自主动脉反流入左心室。

（5）主动脉根部造影：是诊断本病的金标准，若注射造影剂后，造影剂反流到左心室，可确定 AR 的诊断，若左心室造影剂浓度低于主动脉内造影剂浓度，则提示为轻度 AR；若两者浓度相近，则提示中度反流；若左心室浓度高于主动脉浓度，则提示重度反流。

2. 诊断要点

如在胸骨左缘或主动脉瓣区有哈气样舒张期杂音，左心室明显增大，并有周围血管征，则 AR 之诊断不难确立。超声心动图、心脏多普勒超声心动和主动脉根部造影可明确诊断。风湿性 AR 常与 AS 并存，同时合并二尖瓣病变。

3. 鉴别诊断

风湿性 AR 需与老年性和梅毒性 AR、马方综合征及瓣膜松弛综合征、先天性主动脉瓣异常、细菌性心内膜炎、高血压和动脉粥样硬化性主动脉瓣病变、主动脉夹层、动脉瘤以及外伤等所致的 AR 相鉴别。

## （四）治疗

有症状的 AR 患者必须手术治疗，而不是长期内科治疗的对象。血管扩张药（包括 ACEI）应用于慢性 AR 患者，目的是减轻后负荷，增加前向心排血量而减轻反流，但是否能有效降低左心室舒张末容量，增加 LVEF 尚不肯定。

## 五、护理措施

注意休息，劳逸结合，避免过重体力活动。但在心功能允许情况下，可进行适量的轻体力活动或轻体力的工作。预防感冒、防止扁桃体炎、牙龈炎等。如果发生感染可选用青霉素治疗。对青霉素过敏者可选用红霉素或林可霉素治疗。心功能不全者应控制水分的摄入，饮食中适量限制钠盐，每天以 10 g 以下为宜，切忌食用盐腌制品。服用利尿剂者应吃些水果，如香蕉、橘子等。房颤的患者不宜做剧烈活动。应定期门诊随访；在适当时期要考虑行外科手术治疗，何时进行，应由医生根据具体情况定。如需拔牙或做其他小手术，术前应采用抗生素预防感染。

微信扫码
◆ 临床科研
◆ 医学前沿
◆ 临床资讯
◆ 临床笔记

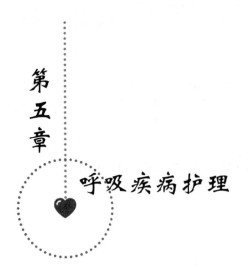

第五章 呼吸疾病护理

# 第一节　急性呼吸道感染的护理

急性呼吸道感染通常包括急性上呼吸道感染和急性气管－支气管炎。急性上呼吸道感染是鼻腔、咽或喉部急性炎症的总称，常见病原体为病毒，仅有少数由细菌引起。本病全年皆可发病，但冬春季节多发，具有一定的传染性，有时引起严重的并发症，应积极防治。急性气管－支气管炎是指感染、物理、化学、过敏等因素引起的气管－支气管黏膜的急性炎症，可由急性上呼吸道感染蔓延而来。多见于寒冷季节或气候多变时。

## 一、病因及发病机制

### （一）急性上呼吸道感染

急性上呼吸道感染约有 70% ~ 80% 由病毒引起，其中主要包括流感病毒、副流感病毒、呼吸道合胞病毒、腺病毒、鼻病毒等。由于感染病毒类型较多，又无交叉免疫，人体产生的免疫力较弱且短暂，同时在健康人群中有病毒携带者，故一个人可有多次发病。细菌感染约占 20% ~ 30%，可直接或继病毒感染之后发生，以溶血性链球菌最为多见，其次为流感嗜血杆菌、肺炎球菌和葡萄球菌等，偶见革兰阴性杆菌。当全身或呼吸道局部防御功能降低时，尤其是年老体弱或有慢性呼吸道疾病者更易患病，原先存于上呼吸道或外界侵入的病毒和细菌迅速繁殖，引起本病。通过含有病毒的飞沫或被污染的用具传播，引起发病。

### （二）急性气管－支气管炎

急性气管－支气管炎由病毒、细菌直接感染，或急性上呼吸道病毒（如腺病毒、流感病毒）、细菌（如流感嗜血杆菌、肺炎链球菌）感染迁延而来，也可在病毒感染后继发细菌感染，亦可为衣原体和支原体感染。过冷空气、粉尘、刺激性气体或烟雾的吸入使气管－支气管黏膜受到急性刺激和损伤，引起本病。花粉、有机粉尘、真菌孢子等的吸入以及对细菌蛋白质过敏等，均可引起气管－支气管的变态反应。寄生虫（如钩虫、蛔虫的幼虫）移行至肺，也可致病。

## 二、临床表现

### （一）急性上呼吸道感染

主要症状和体征个体差异大，根据病因不同可有不同类型，各型症状、体征之间无明显界定，也可互相转化。

1. 普通感冒

普通感冒又称急性鼻炎或上呼吸道卡他，以鼻咽部卡他症状为主要表现，俗称"伤风"。成人多为鼻病毒所致，起病较急，初期有咽干、咽痒或咽痛，同时或数小时后有打喷嚏、鼻塞、流清水样鼻涕，2～3 d后分泌物变稠，伴咽鼓管炎可引起听力减退、伴流泪、味觉迟钝、声嘶、少量咳嗽、低热不适、轻度畏寒和头痛。检查可见鼻腔黏膜充血、水肿、有分泌物，咽部轻度充血。如无并发症，一般经 5～7 d 痊愈。

2. 流行性感冒

流行性感冒（简称流感）则由流感病毒引起，起病急，鼻咽部症状较轻，但全身症状较重，伴高热、全身酸痛和眼结膜炎症状。而且常有较大或大范围的流行。

3. 病毒性咽炎和喉炎

临床特征为咽部发痒、不适和灼热感、声嘶、讲话困难、咳嗽、咳嗽时咽喉疼痛，无痰或痰呈黏液性，有发热和乏力，伴有咽下疼痛时，常提示有链球菌感染，体检发现咽部明显充血和水肿、局部淋巴结肿大且触痛，提示流感病毒和腺病毒感染，腺病毒咽炎可伴有眼结膜炎。

4. 疱疹性咽峡炎

主要由柯萨奇病毒 A 引起，夏季好发。有明显咽痛、常伴有发热，病程约一周。体检可见咽充血，软腭、腭垂、咽和扁桃体表面有灰白色疱疹及浅表溃疡，周围有红晕。多见儿童，偶见于成人。

5. 咽结膜热

常为柯萨奇病毒、腺病毒等引起。夏季好发，游泳传播为主，儿童多见。表现为发热、咽痛、畏光、流泪、咽及结膜明显充血。病程约 4～6 d。

6. 细菌性咽 - 扁桃体炎

多由溶血性链球菌感染所致，其次为流感嗜血杆菌、肺炎球菌、葡萄球菌等引起。起病急，咽痛明显、伴畏寒、发热，体温超过 39℃。检查可见咽部明显充血，扁桃体充血肿大，其表面有黄色点状渗出物，颌下淋巴结肿大伴压痛，肺部无异常体征。

### （二）急性气管 - 支气管炎

起病较急，常先有急性上呼吸道感染的症状，继之出现干咳或少量黏液性痰，随后可转为黏液脓性或脓性痰液，痰量增多，咳嗽加剧，偶可痰中带血。全身症状一般较轻，可有发热，38℃左右，多于 3～5 d后消退。咳嗽、咳痰为最常见的症状，常为阵发性咳嗽，咳嗽、咳痰可延续 2～3 周才消失，如迁延不愈，则可演变为慢性支气管炎。呼吸音常正常或增粗，两肺可听到散在干、湿性啰音。

## 三、护理

### （一）护理目标

患者躯体不适缓解，日常生活不受影响；体温恢复正常；呼吸道通畅；睡眠改善；无并发症发生或并发症被及时控制。

### （二）护理措施

1. 一般护理

注意隔离患者，减少探视，避免交叉感染。患者咳嗽或打喷嚏时应避免对着他人。患者使用的餐具、痰盂等用具应按规定消毒，或用一次性器具，回收后焚烧弃去。多饮水，补充足够的热量，给予清淡易消化、高热量、丰富维生素、富含营养的食物。避免刺激性食物、戒烟、酒。患者以休息为主，特别是在发热期间。部分患者往往因剧烈咳嗽而影响正常的睡眠，可给患者提供容易入睡的休息环境，保持病室适宜温度、湿度和空气流通。保证周围环境安静，关闭门窗。指导患者运用促进睡眠的方式，如睡前泡脚、听音乐等。必要时可遵医嘱给予镇咳、祛痰或镇静药物。

2. 病情观察

关注疾病流行情况、鼻咽部发生的症状、体征及血常规和 X 线胸片改变。注意并发症，如耳痛、耳鸣、听力减退、外耳道流脓等提示中耳炎；如头痛剧烈、发热、伴脓涕、鼻窦有压痛等提示鼻窦炎；如在恢复期出现胸闷、心悸、眼睑水肿、腰酸和关节痛等提示心肌炎、肾炎或风湿性关节炎，应及时就诊。

3. 对症护理

（1）高热护理：体温超过37.5℃，应每4 h测体温1次，观察体温过高的早期症状和体征，体温突然升高或骤降时，应随时测量和记录，并及时报告医师。体温＞39℃时，要采取物理降温。降温效果不好可遵照医嘱选用适当的解热剂进行降温。患者出汗后应及时处理，保持皮肤的清洁和干燥，并注意保暖。鼓励多饮水。

（2）保持呼吸道通畅：清除气管、支气管内分泌物，减少痰液在气管、支气管内的聚积。指导患者采取舒适的体位进行有效咳嗽。观察咳痰情况，如痰液较多且黏稠，可嘱患者多饮水，或遵照医嘱给予雾化吸入治疗，以湿润气道、利于痰液排出。

4. 用药护理

（1）对症治疗：选用抗感冒复合剂或中成药减轻发热、头痛，减少鼻、咽充血和分泌物，如对乙酰氨基酚（扑热息痛）、银翘解毒片等。干咳者可选用右美沙芬、喷托维林（咳必清）等；咳嗽有痰可选用复方氯化铵合剂、溴己新（必嗽平），或雾化祛痰。咽痛者可含服喉片或草珊瑚片等。气喘者可用平喘药，如特布他林、氨茶碱等。

（2）抗病毒药物：早期应用抗病毒药有一定疗效，可选用利巴韦林、奥司他韦、金刚烷胺、吗啉胍和抗病毒中成药等。

（3）抗菌药物：如有细菌感染，最好根据药物敏感试验选择有效抗菌药物治疗，常可选用大环内酯类、青霉素类、氟喹诺酮类及头孢菌素类。

根据医嘱选用药物，告知患者药物的作用、可能发生的不良反应和服药的注意事项，如按时服药；应用抗生素者，注意观察有无迟发过敏反应发生；对于应用解热镇痛药者注意避免大量出汗引起虚脱等。发现异常及时就诊等。

5. 心理护理

急性呼吸道感染预后良好，多数患者于一周内康复，仅少数患者可因咳嗽迁延不愈而发展为慢性支气管炎，患者一般无明显心理负担。但如果咳嗽较剧烈，加之伴有发热，可能会影响患者的休息、睡眠，进而影响工作和学习，个别患者产生急于缓解咳嗽等症状的焦虑情绪。护理人员应与患者进行耐心、细致的沟通，通过对病情的客观评价，解除患者的心理顾虑，建立治疗疾病的信心。

6. 健康指导

（1）疾病知识指导：帮助患者和家属掌握急性呼吸道感染的诱发因素及本病的相关知识，避免受凉、过度疲劳，注意保暖；外出时可戴口罩，避免寒冷空气对气管、支气管的刺激。积极预防和治疗上呼吸道感染，症状改变或加重时应及时就诊。

（2）生活指导：平时应加强耐寒锻炼，增强体质，提高机体免疫力。有规律生活，避免过度劳累。室内空气保持新鲜、阳光充足。少去人群密集的公共场所。戒烟、酒。

**（三）护理评价**

患者舒适度改善；睡眠质量提高；未发生并发症或发生后被及时控制。

# 第二节　支气管哮喘的护理

支气管哮喘（简称哮喘）是由多种细胞（如嗜酸性粒细胞、肥大细胞、T淋巴细胞、中性粒细胞、气道上皮细胞等）和细胞组分参与的气道慢性炎症性疾病。这种慢性炎症导致气道高反应性和广泛多变的可逆性气流受限，并引起反复发作性的喘息、气急、胸闷或咳嗽等症状，常在夜间和（或）清晨发作和加重，多数患者可自行缓解或治疗后缓解。支气管哮喘如贻误诊治，随病程的延长可产生气道不可逆性狭窄和气道重塑。因此，合理的防治至关重要。

## 一、病因及发病机制

### （一）病因

本病的病因不十分清楚。目前认为哮喘是多基因遗传病，受遗传因素和环境因素双重影响。

1. 遗传因素

哮喘发病具有明显的家族集聚现象，临床家系调查发现，哮喘患者亲属患病率高于群体患病率，且亲缘关系越近患病率越高；病情越严重，其亲属患病率也越高。

2. 环境因素

主要为哮喘的激发因素，如下。

（1）吸入性变应原：如尘螨、花粉、真菌、动物毛屑、二氧化硫、氨气等各种特异和非特异性吸入物。

（2）感染：如细菌、病毒、原虫、寄生虫等。

（3）食物：如鱼、虾、蟹、蛋类、牛奶等。

（4）药物：如普萘洛尔（心得安）、阿司匹林等。

（5）其他：如气候改变、运动、妊娠等。

### （二）发病机制

哮喘的发病机制非常复杂（图5-1），变态反应、气道炎症、气道反应性增高和神经等因素及其相互作用被认为与哮喘的发病关系密切。其中气道炎症是哮喘发病的本质，而气道高反应性是哮喘的重要特征。根据变应原吸入后哮喘发生的时间，可分为速发性哮喘反应（IAR）、迟发性哮喘反应（LAR）和双相型哮喘反应（DAR）。IAR 在吸入变应原的同时立即发生反应，15 ~ 30 min 达高峰，2 h 逐渐恢复正常。LAR 约在吸入变应原 6 h 左右发作，持续时间长，症状重，常呈持续性哮喘表现，为气道慢性炎症反应的结果。

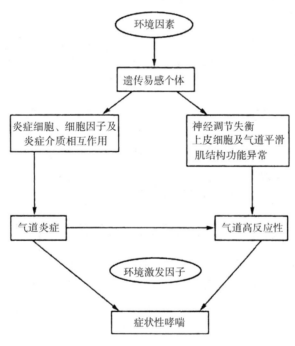

图 5-1　哮喘发病机制

## 二、临床表现

### （一）症状

典型表现为发作性呼气性呼吸困难或发作性胸闷和咳嗽，伴有哮鸣音。严重者呈强迫坐位或端坐呼吸，甚至出现发绀等；干咳或咳大量泡沫样痰。哮喘发作前常有干咳、呼吸紧迫感、连打喷嚏、流泪等先兆表现；有时仅以咳嗽为唯一的症状（咳嗽变异性哮喘）。哮喘症状可在数分钟内发作，经数小时至数天，用支气管舒张药可缓解或自行缓解。在夜间及凌晨发作和加重常是哮喘的特征之一。有些青少年，在运动时出现咳嗽、胸闷和呼吸困难（运动性哮喘）。

### （二）体征

发作时胸部呈过度充气征象，双肺可闻及广泛的哮鸣音，呼气音延长。严重者可有辅助呼吸肌收缩加强、心率加快、奇脉、胸腹反常运动和发绀。但在轻度哮喘或非常严重哮喘发作时，哮鸣音可不出现，称之为寂静胸。非发作期可无阳性体征。

## 三、分期

根据临床表现哮喘分为急性发作期、慢性持续期和缓解期。

### （一）急性发作期

急性发作期是指气促、咳嗽、胸闷等症状突然发生，常有呼吸困难，以呼气流量降低为其特征，常因接触刺激物或治疗不当所致。哮喘急性发作时严重程度评估见表5-1。

表5-1　哮喘急性发作时病情严重程度的分级

| 病情程度 | 临床表现 | 生命体征 | 血气分析 | 支气管舒张剂 |
|---|---|---|---|---|
| 轻度 | 对日常生活影响不大，可平卧，说话连续成句，步行，上楼时有气短 | 脉搏 < 100 次/min | 基本正常 | 能被控制 |
| 中度 | 日常生活受限，稍事活动便有喘息，喜坐位，讲话时断时续，有焦虑和烦躁，哮鸣音响亮而弥漫 | 脉搏 100 ~ 120 次/min | $PaO_2$ 60 ~ 80 mmHg $PaCO_2$ < 45 mmHg | 仅有部分缓解 |
| 重度 | 喘息持续发作，日常生活受限，休息时亦喘，端坐前弓位，大汗淋漓，常有焦虑和烦躁 | 脉搏明显增快，有奇脉、发绀 | $PaO_2$ < 60 mmHg $PaCO_2$ > 45 mmHg | 无效 |
| 危重 | 喘息持续发作，日常生活受限，休息时亦喘，端坐前弓位，大汗淋漓，常有焦虑和烦躁 | 脉搏 > 120 次/min 或脉律徐缓不规则，血压下降 | $PaO_2$ < 60 mmHg $PaCO_2$ > 45 mmHg | 无效 |

### （二）慢性持续期

在哮喘非急性发作期，患者仍有不同程度的哮喘症状或 PEF 降低。根据临床表现和肺功能可将慢性持续期的病情程度分为 4 级，见表5-2。

表5-2　哮喘慢性持续期病情严重度的分级

| 分级 | 临床表现 | 肺功能改变 |
|---|---|---|
| 间歇发作（第一级） | 症状≤每周1次，短暂发作，夜间哮喘症状≤每月2次 | $FEV_1$ ≥ 80% 预计值或 PEF ≥ 80% 个人最佳值，PEF 或 $FEV_1$ 变异率 < 20% |
| 轻度持续（第二级） | 症状≥每周1次，但≤每日1次，可能影响活动及睡眠，夜间哮喘症状>每月2次，但<每周1次 | $FEV_1$ ≥ 80% 预计值或 PEF ≥ 80% 个人最佳值，PEF 或 $FEV_1$ 变异率 20% ~ 30% |
| 中度持续（第三级） | 每日有症状，影响活动及睡眠，夜间哮喘症状≥每周1次 | $FEV_1$ ≥ 80% 预计值或 PEF ≥ 80% 个人最佳值，PEF 或 $FEV_1$ 变异率 20% ~ 30% |
| 重度持续（第四级） | 每日有症状，频繁发作，经常出现夜间哮喘症状，体力活动受限 | $FEV_1$ < 60% 预计值或 PEF 之 60% 个人最佳值，PEF 或 $FEV_1$ 变异率 > 30% |

### （三）缓解期

缓解期系指经过或未经过治疗症状、体征消失，肺功能恢复到急性发作前水平，并维持4周以上。

## 四、护理

### （一）护理目标

患者呼吸困难缓解，能进行有效呼吸；痰液能排出；能正确使用雾化吸入器；未发生并发症。

### （二）护理措施

支气管哮喘目前尚无根治的方法。护理措施和治疗的目的为控制症状，防止病情恶化，尽可能保持肺功能正常，维持正常活动能力（包括运动），避免治疗不良反应，防止不可逆气道阻塞，避免死亡。

1. 一般护理

（1）环境与体位：提供安静、舒适、温湿度适宜的环境，保持室内清洁、空气流通。脱离变应原非常必要，找到引起哮喘发作的变应原或其他非特异刺激因素，并使患者迅速脱离，这是防治哮喘最有效的方法。病室不宜布置花草，避免使用羽绒或蚕丝织物。发作时，协助患者采取舒适的半卧位或坐位，或用过床桌使患者伏桌休息，以减轻体力消耗。

（2）饮食护理：大约20%的成年人和50%的哮喘患儿可因不适当饮食而诱发或加重哮喘。护理人员应帮助患者找出与哮喘发作的有关食物。哮喘患者的饮食以清淡、易消化、高蛋白，富含维生素A、维生素C、钙食物为主，如哮喘发作与进食某些异体蛋白如鱼、虾、蟹、蛋类、牛奶等有关，应忌食；某些食物添加剂如酒石黄、亚硝酸盐（制作糖果、糕点用于漂白、防腐）也可诱发哮喘发作，应当引起注意。慎用或忌用某些引起哮喘的药物，如阿司匹林或阿司匹林的复方制剂。戒酒、戒烟。哮喘发作时，患者呼吸增快、出汗，极易形成痰栓阻塞小支气管，若无心、肾功能不全时，应鼓励患者饮水 $2\,000 \sim 3\,000\,mL/d$，必要时，遵医嘱静脉补液，注意输液速度。

（3）保持身体清洁舒适：哮喘患者常会大量出汗，应每日以温水擦浴，勤换衣服和床单，保持皮肤的清洁、干燥和舒适。协助并鼓励患者咳嗽后用温水漱口，保持口腔清洁。

（4）氧疗护理：重症哮喘患者常伴有不同程度的低氧血症存在，应遵医嘱给予吸氧，吸氧流量为每分钟 $1 \sim 3\,L$，吸氧浓度一般不超过40%。为避免气道干燥和寒冷气流的刺激而导致气道痉挛，吸入的氧气应尽量温暖湿润。

2. 病情观察

观察哮喘发作的前驱症状，如鼻咽痒、喷嚏、流涕、眼痒等黏膜过敏症状；哮喘发作时，观察患者意识状态、呼吸频率、节律、深度及辅助呼吸肌是否参与呼吸运动等，监测呼吸音、哮鸣音变化，监测动脉血气分析和肺功能情况，了解病情和治疗效果。呼吸困难时遵医嘱给予吸氧，注意氧疗效果；哮喘发作严重时，如经治疗病情无缓解，做好机械通气准备工作；加强对急性期患者的监护，尤其在夜间和凌晨易发生哮喘的时间段内，严密观察有无病情变化。

3. 用药护理

（1）$\beta_2$肾上腺素受体激动剂（简称 $\beta_2$ 受体激动剂）：是控制哮喘急性发作症状的首选药物，短效 $\beta_2$ 受体激动剂起效较快，但药效持续时间较短，一般仅维持 $4 \sim 6\,h$，常用药物有沙丁胺醇、特布他林等。长效 $\beta_2$ 受体激动剂作用时间均在 $10 \sim 12\,h$ 以上，且有一定抗炎作用，如福莫特罗、沙美特罗及丙卡特罗等，用药方法可采用定量气雾剂（MDI）吸入、干粉吸入、持续雾化吸入等，也可用口服或静脉注射。首选吸入法，因药物直接作用于呼吸道，局部浓度高且作用迅速，所用剂量较小，全身性不良反应少。常用沙丁胺醇或特布他林，每日 $3 \sim 4$ 次，每次 $1 \sim 2$ 喷。干粉吸入方便较易掌握。持续雾化吸入多用于重症和儿童患者，方法简单易于配合。$\beta_2$ 激动剂的缓（控）释型口服制剂，用于防治反复发作性哮喘和夜间哮喘。注射用药，用于严重哮喘，一般每次用量为沙丁胺醇 $0.5\,mg$，只在其他疗法无效时使用。指导患者按医嘱用药，不宜长期规律、单一、大量使用，否则会引起气道 $\beta_2$ 受体功能下调，药物减效；由于本类药物（特别是短效制剂）无明显抗炎作用，故宜与吸入激素等抗炎药配伍使用。口服沙丁胺醇或特布他林时，观察有无心悸、骨骼肌震颤等不良反应。静脉点滴沙丁胺醇注意滴速 $2 \sim 4\,\mu g/min$，并注意有无心悸等不良反应。

（2）糖皮质激素：是当前控制哮喘发作最有效的药物。可分为吸入、口服和静脉用药。吸入治疗是目前推荐长期抗感染治疗哮喘的最常用的方法。常用吸入药物有倍氯米松、氟替卡松、莫米松等，起效慢，通常需规律用药一周以上方能起效。口服药物用于吸入糖皮质激素无效或需要短期加强的患者。有泼尼松、泼尼松龙，起始 30 ~ 60 mg/d，症状缓解后逐渐减量至 ≤ 10 mg/d。然后停用，或改用吸入剂。在重度或严重哮喘发作时，提倡及早静脉给药。吸入治疗药物全身性不良反应少，少数患者可出现口腔念珠菌感染、声音嘶哑或呼吸道不适，指导患者吸药后必须立即用清水充分漱口以减轻局部反应和胃肠吸收。全身用药应注意肥胖、糖尿病、高血压、骨质疏松、消化性溃疡等不良反应，口服用药宜在饭后服用，以减少对胃肠道黏膜的刺激。气雾吸入糖皮质激素可减少其口服量，当用吸入剂替代口服剂时，通常需同时使用两周后逐步减少口服量，指导患者不得自行减量或停药。

（3）茶碱类：是目前治疗哮喘的有效药物，通过抑制磷酸二酯酶，提高平滑肌细胞内的 cAMP 浓度，拮抗腺苷受体，刺激肾上腺分泌肾上腺素，增强呼吸肌的收缩；同时具有气道纤毛清除功能和抗炎作用。口服氨茶碱一般剂量每日 6 ~ 10 mg/kg，控（缓）释茶碱制剂，可用于夜间哮喘。静脉给药主要应用于危、重症哮喘，静脉注射首次剂量 4 ~ 6 mg/kg，注射速度不超过 0.25 mg/（kg·min），静脉滴注维持量为 0.6 ~ 0.8 mg/（kg·h）日注射量一般不超过 1.0 g。其主要不良反应为胃肠道、心脏和中枢神经系统的毒性反应。氨茶碱用量过大或静脉注射（滴注）速度过快可引起恶心、呕吐、头痛、失眠、心律失常，严重者引起室性心动过速，抽搐乃至死亡。静脉注射时浓度不宜过高，速度不宜过快，注射时间宜在 10 min 以上，以防中毒症状发生，观察用药后疗效和不良反应，最好在用药中监测血药浓度，其安全有效浓度为 6 ~ 15 μg/mL。发热、妊娠、小儿或老年有心、肝、肾功能障碍及甲状腺功能亢进者慎用。合用西咪替丁（甲氰米胍）、喹诺酮类、大环内酯类药物等可影响茶碱代谢而使其排泄减慢，应减少用量。茶碱缓释片或茶碱控释片由于药片有控释材料，不能嚼服，必须整片吞服。

（4）抗胆碱药：胆碱能受体（M 受体）拮抗剂，有舒张支气管及减少痰液的作用。常用异丙托溴铵吸入或雾化吸入，约 10 min 起效，维持 4 ~ 6 h；长效抗胆碱药噻托溴铵作用维持时间可达 24 h。

（5）其他：色苷酸钠是非糖皮质激素抗炎药物。对预防运动或过敏原诱发的哮喘最为有效。色苷酸钠雾化吸入 3.5 ~ 7 mg 或干粉吸入 20 mg，每日 3 ~ 4 次。酮替酚和新一代组胺 $H_1$ 受体拮抗剂阿司咪唑、曲尼斯特等对轻症哮喘和季节性哮喘有效，也可与 $\beta_2$ 受体激动剂联合用药。色苷酸钠及尼多酸钠，少数病例可有咽喉不适、胸闷、偶见皮疹、孕妇慎用。抗胆碱药吸入后，少数患者可有口苦或口干感。白三烯（LT）拮抗剂具有抗炎和舒张支气管平滑肌的作用。白三烯调节剂的主要不良反应是较轻微的胃肠道症状，少数有皮疹、血管性水肿、转氨酶升高，停药后可恢复正常。

4. 吸入器的正确使用

（1）定量雾化吸入器（MDI）：MDI 的使用需要患者协调呼吸动作，正确使用是保证吸入治疗成功的关键。根据患者文化层次、学习能力，提供雾化吸入器的学习资料。

MDI 使用方法：打开盖子，摇匀药液，深呼气至不能再呼时，张口，将 MDI 喷嘴置于口中，双唇包住咬口，以慢而深的方式经口吸气，同时以手指按压喷药，至吸气末屏气 10 s，使较小的雾粒沉降在气道远端，然后缓慢呼气，休息 3 min 后可再重复使用一次。指导患者反复练习，医护人员演示，直至患者完全掌握。

特殊 MDI 的使用：对不易掌握 MDI 吸入方法的儿童或重症患者，可在 MDI 上加储物罐，可以简化操作，增加吸入到下呼吸道和肺部的药物量，减少雾滴在口咽部沉积引起刺激，增加雾化吸入疗效。

（2）干粉吸入器：较常用的有蝶式吸入器、都宝装置和准纳器。

蝶式吸入器：指导患者正确将药物转盘装进吸入器中，打开上盖至垂直部位（刺破胶囊），用口唇含住吸嘴用力深吸气，屏气数秒钟。重复上述动作 3 ~ 5 次，直至药粉吸尽为止。完全拉出滑盘，再推回原位（此时旋转转盘至一个新囊泡备用）。

都宝装置：使用时移去瓶盖，一手垂直握住瓶体，另一手握住底盖，先右转再向左旋转至听到"喀"的一声。吸入前先呼气，然后含住吸嘴，仰头，用力深吸气，屏气 5 ~ 10 s。

准纳器：使用时一手握住外壳，另一手的大拇指放在拇指柄上向外推动至完全打开，推动滑竿直至听到"咔哒"声，将吸嘴放入口中，经口深吸气，屏气 10 s。

5. 心理护理

研究证明，精神因素在哮喘的发生发展过程中起重要作用，培养良好的情绪和战胜疾病的信心是哮喘治疗和护理的重要内容。哮喘患者的心理表现类型多种多样，可有抑郁、焦虑、恐惧、性格的改变（如悲观、失望、孤独、脆弱、躁动、敌对、易于冲动、神经质、自卑等）、社会工作能力的下降（如自信心及适应能力下降、交际减少等）或自主神经紊乱的表现，如多汗、头晕、眼花、食欲减退、手颤、胸闷、气短、心悸等。针对哮喘患者心理障碍的情况，护理人员应体谅和同情患者的痛苦，尤其对于慢性哮喘治疗效果不佳的患者更应关心，给予心理疏导和教育，向患者解释避免不良情绪的重要性，多用鼓励性语言，减轻患者的心理压力，提高治疗的信心和依从性。

6. 健康指导

（1）疾病知识指导：通过教育使患者能懂得哮喘虽不能彻底治愈，但只要坚持充分地正规治疗，完全可以有效地控制哮喘的发作，即患者可达到没有或仅有轻度症状，能坚持日常工作和学习。

（2）识别和避免触发因素：针对个体情况，指导患者有效控制可诱发哮喘发作的各种因素，如避免摄入引起过敏的食物；室内布局力求简洁，避免使用地毯、种植花草、不养宠物；经常打扫房间，清洗床上用品；避免接触刺激性气体及预防呼吸道感染；避免进食易引起哮喘的食物；避免强烈的精神刺激和剧烈的运动；避免大笑、大哭、大喊等过度换气动作；在缓解期应加强体育锻炼、耐寒锻炼及耐力训练，以增强体质。

（3）自我监测病情：识别哮喘加重的早期情况，学会哮喘发作时进行简单的紧急自我处理方法，学会利用峰流速仪来监测最大呼气峰流速（PEFR），做好哮喘日记，为疾病预防和治疗提供参考资料。峰流速仪是一种可随身携带，能测量 PEFR 的一种小型仪器。使用方法是；取站立位，尽可能深吸一口气，然后用唇齿部分包住口含器后，以最快的速度，用一次最有力的呼气吹动游标滑动，游标最终停止的刻度，就是此次峰流速值。峰流速测定是发现早期哮喘发作最简便易行的方法，在没有出现症状之前，PEFR 下降，提示早期哮喘的发生。临床实验观察证实，每日测量的 PEFR 与标准的 PEFR 进行比较，不仅能早期发现哮喘发作，还能判断哮喘控制的程度和选择治疗措施。如果 PEFR 经常地、有规律地保持在 80% ~ 100%，为安全区，说明哮喘控制理想；如果 PEFR 在 50% ~ 80%，为警告区，说明哮喘加重，需及时调整治疗方案；如果 PEFR < 50%，为危险区，说明哮喘严重，需要立即到医院就诊。

（4）用药指导：哮喘患者应了解自己所用的每种药的药名、用法及使用时的注意事项，了解药物的主要不良反应及如何采取相应的措施来避免。指导患者或家属掌握正确的药物吸入技术。一般先用 $\beta_2$ 受体激动剂，后用糖皮质激素吸入剂。与患者共同制订长期管理、防止复发的计划。坚持定期随访保健，指导正确用药，使药物不良反应减至最少，受体激动剂使用量减至最小，甚至不用也能控制症状。

（5）心理－社会指导：保持有规律的生活和乐观情绪，积极参加体育锻炼，最大程度恢复劳动能力，特别向患者说明发病与精神因素和生活压力的关系。动员与患者关系密切的力量，如家人或朋友参与对哮喘患者的管理；为其身心健康提供各方面的支持，并充分利用社会支持系统。

**（三）护理评价**

患者呼吸平稳，肺部听诊呼吸音正常，哮鸣音消失。动脉血气检测结果维持在正常范围；患者能摄入足够的液体，痰液稀薄，容易咳出；患者能描述使用吸入器的目的、注意事项、正确掌握使用方法。

# 第三节　支气管扩张的护理

支气管扩张是指直径大于 2 mm 支气管由于管壁的肌肉和弹性组织破坏引起的慢性异常扩张。临床表现为慢性咳嗽，咳大量脓性痰和（或）反复咯血。患者多有童年麻疹、百日咳或支气管肺炎等病史。由于生活条件的改善，麻疹和百日咳疫苗的预防接种及抗生素的应用等，本病的发病率已明显减少。

## 一、病因及发病机制

### （一）支气管－肺组织感染和阻塞

婴幼儿期支气管－肺组织感染是支气管扩张最常见的原因。由于儿童支气管管腔细和管壁薄，易阻塞，反复感染导致支气管壁各层组织，尤其是平滑肌和弹性纤维的破坏，削弱了对管壁的支撑作用。支气管炎症使支气管黏膜充血、水肿，分泌物阻塞管腔，致使引流不畅而加重感染。另外，支气管内膜结核引起管腔狭窄和阻塞、肺结核纤维组织增生和收缩牵拉、吸入腐蚀性气体、支气管曲真菌感染等均可损伤支气管壁，反复继发感染也可引起支气管扩张。肿瘤、异物、感染、支气管周围肿大的淋巴结或肺癌的压迫可使支气管阻塞导致肺不张，胸腔负压直接牵拉支气管管壁，导致支气管扩张。感染引起支气管阻塞，阻塞又加重感染，两者互为因果，促使支气管扩张的发生与发展。

### （二）支气管先天性发育障碍和遗传因素

支气管先天发育障碍，如巨大气管－支气管症、Kartagener 综合征（支气管扩张、鼻窦炎及内脏转位）、先天性软骨缺失症、支气管肺隔离症、肺囊性纤维化、遗传性 $\alpha_1$－抗胰蛋白酶缺乏症、先天性免疫缺乏症等与发育和遗传因素有关的疾病也可伴有支气管扩张。

### （三）全身性疾病

全身性疾病如类风湿关节炎、克罗恩病、溃疡性结肠炎、系统性红斑狼疮、人免疫缺陷病毒（HIV）感染等疾病可同时伴有支气管扩张。心肺移植术后也可因移植物慢性排斥发生支气管扩张。有些不明原因的支气管扩张患者体液免疫和（或）细胞免疫功能有不同程度的改变，提示支气管扩张可能与机体免疫功能失调有关。

## 二、临床表现

### （一）症状

1. 慢性咳嗽、大量脓痰

痰量与体位改变有关，这是由于分泌物积储于支气管的扩张部位，改变体位时分泌物刺激支气管黏膜引起咳嗽和排痰。严重度可用痰量估计：＜ 10 mL/d 为轻度；10 ~ 50 mL/d 为中度；＞ 150 mL/d 为重度。感染急性发作时，黄绿色脓痰量明显增加，每天可达数百毫升。感染时痰液静置后出现分层的特征：上层为泡沫，下悬脓性成分，中层为混浊黏液，下层为坏死组织沉淀物。厌氧菌感染时痰有臭味。

2. 反复咯血

50% ~ 70% 的患者有不同程度的咯血，可为痰中带血或大量咯血，咯血量与病情严重程度、病变范围有时不一致。部分患者无咳嗽、咳痰，仅以反复咯血为唯一症状，临床上称为"干性支气管扩张"，其病变多位于引流良好的上叶支气管，常见于结核性支气管扩张。

3. 反复肺部感染

其特点为同一肺段反复发生感染并迁延不愈。

4. 慢性感染中毒症状

可出现发热、乏力、食欲不振、消瘦、贫血等全身中毒症状。

### （二）体征

早期或干性支气管扩张肺部体征可无异常，病变重或继发感染时，在下胸部、背部可闻及固定而持久的局限性粗湿啰音，有时可闻及哮鸣音，部分慢性患者有杵状指（趾）。

## 三、护理

### （一）护理目标

患者能掌握有效咳痰技巧，营养得到改善，未发生并发症。

### （二）护理措施

1. 一般护理

（1）休息与活动：休息能减少肺活动度，避免因活动诱发咯血。急性感染或病情严重者应卧床休息。保持室内空气流通，维持适宜的温湿度，注意保暖。

（2）饮食护理：提供高热量、高蛋白质、富含维生素饮食，避免冰冷食物诱发咳嗽，少食多餐。指导患者在咳痰后及进食前后漱口，祛除痰臭，保持口腔清洁，促进食欲。为了稀释痰液，利于排痰，应鼓励患者多饮水，每日不少于 1 500 ～ 2 000 mL。合并充血性心衰或肾脏疾病者应指导患者低盐饮食。

2．病情观察

观察痰液的量、颜色、性质、气味，及与体位的关系，痰液静置后是否有分层现象，记录 24 h 痰液排出量。观察咯血的颜色、性质及量。病情严重者需观察患者的缺氧情况，是否有呼吸困难、发绀、面色的改变。密切观察病情变化，警惕窒息的各种症状，并备好抢救药品和用品；注意患者有无发热、消瘦、贫血等全身症状。

3．体位引流

体位引流是利用重力作用促使呼吸道分泌物流入气管、支气管排出体外。应根据病变部位采取相应的体位进行引流。如体位引流排痰效果不理想可经纤维支气管镜吸痰及用生理盐水冲洗痰液，也可局部注入抗生素。

（1）引流前准备：引流前向患者说明体位引流的目的、过程和注意事项，消除顾虑，取得合作。同时监测生命体征和肺部听诊，明确病变部位。对于痰液黏稠者，可先用生理盐水雾化吸入。

（2）引流体位：根据病变部位和患者耐受程度采取适当的体位。原则上应使病变部位处于高处，引流支气管开口在下，利于痰液流入大支气管和气管排出。

（3）引流时间：要视病变部位、患者身体状况而定，一般每日 1 ～ 3 次，每次 15 ～ 20 min；在空腹下进行。

（4）引流时的观察：引流时应有护士或家人协助，观察患者有无出汗、脉搏细弱、头晕、疲劳、面色苍白等症状，如出现咯血、头晕、发绀、心悸、呼吸困难等情况，应及时停止引流。评估患者对体位引流的耐受程度，在体位引流过程中，鼓励并指导患者作腹式深呼吸，辅以胸部叩击或震荡等措施。同时指导患者进行有效咳嗽，以提高引流效果。

（5）引流后的护理：引流后，协助患者休息，给予漱口，并记录痰量和性质，复查生命体征和肺部呼吸音及啰音变化。评价体位引流的效果。

4．咯血的护理

（1）饮食护理：大量咯血者暂时禁食，小量咯血者或大咯血停止后，宜进少量凉或温的流质饮食，多饮水、多食含纤维素食物，保持大便通畅，避免排便时增加腹压而引起再度咯血。

（2）休息与体位：小量咯血者应静卧休息，中量和大量咯血者需绝对卧床休息，保持病室安静，避免搬动患者。协助患者取平卧位，头偏向一侧，及时咯出或吸出呼吸道积血，防止血块阻塞呼吸道；或取患侧卧位（如肺结核），减少患侧活动度，防止病灶向健侧扩散，有利于健侧肺的通气功能。如若有窒息征象立即采取头低脚高体位，轻叩背部，排出血块，必要时做好气管插管或气管切开的准备。

（3）其他：告诉患者咯血时不能屏气，以免诱发喉头痉挛，血液引流不畅形成血块，导致窒息。保持呼吸道的通畅，嘱患者轻轻将气管内存留的积血咯出。及时为患者擦净血迹，漱口，保持口腔清洁、舒适，以防口腔异味刺激，再度引起咯血。

5．防止窒息的护理

（1）备好抢救物品，如吸引器、氧气、鼻导管、气管切开包、止血药、呼吸兴奋剂、升压药等抢救设备和药品。

（2）注意观察患者有无胸闷、气急、发绀、烦躁、面色苍白、大汗淋漓等异常表现，监测生命指征。

（3）痰液黏稠咳痰无力者，可经鼻腔吸痰，为防止吸痰引起低氧血症，重症患者应在吸痰前后加大吸氧浓度。

（4）咯血时劝告患者身心放松，不要屏气防止声门痉挛，应将气管内痰液和积血轻轻咳出，保持气道通畅。

（5）大咯血出现窒息征象时，立即取头低脚高 45° 俯卧位，面部偏向一边，轻拍背部以利血块排出，迅速清除口鼻腔血凝块，必要时行气管插管或气管切开。

6. 用药护理

治疗原则：保持呼吸道引流通畅，控制感染，处理咯血，必要时手术治疗。

（1）保持呼吸道通畅：遵医嘱应用祛痰药及支气管舒张药稀释脓痰和促进排痰，再经体位引流清除痰液，痰液引流和抗生素治疗同等重要，以减少继发感染及减轻全身中毒症状。祛痰药可选用溴己新或盐酸氨溴索。支气管舒张药在支气管痉挛时，用 $\beta_2$ 受体激动剂或异丙托溴铵喷雾吸入，或口服氨茶碱及其缓释制剂。

（2）控制感染：是急性感染期的主要治疗措施。轻症者可口服阿莫西林或第一、二代头孢菌素，喹诺酮类药物、磺胺类药物。重症患者特别是假单胞菌属细菌感染者，常选用抗假单胞菌抗生素，常需静脉给药，如头孢他啶、头孢吡肟和亚胺培南等。如有厌氧菌混合感染，加用甲硝唑或替硝唑，或克林霉素。雾化吸入庆大霉素或妥布霉素可改善气道分泌和炎症。

（3）抗生素、祛痰剂、支气管舒张药，掌握药物的疗效、剂量、用法和不良反应。

7. 心理护理

该病迁延不愈，患者易产生悲观、焦虑心理；咯血时，又感到对生命造成严重威胁，会出现恐惧、甚至绝望的心理。医护人员态度应亲切，多与患者交谈，说明支气管扩张反复发作的原因及治疗进展，来帮助患者树立战胜疾病的信心，消除焦虑不安心理。咯血时，医护人员应陪伴及安慰患者，使患者情绪稳定，避免因情绪波动加重出血。

8. 健康指导

（1）预防呼吸道感染：支气管扩张与感染密切相关。积极防治百日咳、麻疹、支气管肺炎、肺结核等呼吸道感染；及时治疗上呼吸道慢性病灶（如龋齿、扁桃体炎、鼻窦炎），避免受凉，预防感冒；减少刺激性气体吸入等措施。戒烟、避免烟雾和灰尘刺激有助于避免疾病的复发，防止病情恶化。

（2）疾病及保健知识的指导：帮助患者和家属了解疾病发生、发展与治疗、护理过程。与患者及家属共同制订长期防治的计划。指导患者自我监测病情，患者和家属应学会识别病情变化的征象，学会识别支气管扩张典型的临床表现；一旦发现症状加重，如痰量增多、血痰、呼吸困难加重、发热、寒战和胸痛等，应及时就诊。掌握有效咳嗽、雾化吸入、体位引流方法，以及抗生素的作用、用法、不良反应等。

（3）生活指导：讲明营养对机体康复的作用，使患者能主动摄取必需的营养素，以增加机体抗病能力。鼓励患者参加体育锻炼，建立良好的生活习惯，劳逸结合，消除紧张心理，防止病情进一步恶化。以维护心、肺功能状态。

**（三）护理评价**

患者能进行有效的咳嗽，将痰液咳出，保持呼吸道的通畅。能识别咯血的先兆，并采取有效的预防措施。症状消失或明显改善，未发生窒息。

微信扫码
◆ 临床科研
◆ 医学前沿
◆ 临床资讯
◆ 临床笔记

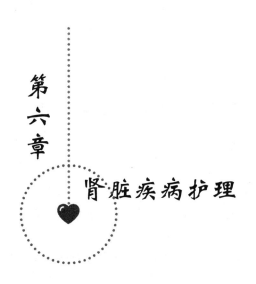

第
六
章

肾脏疾病护理

# 第一节　肾盂肾炎的护理

肾盂肾炎是由各种病原微生物感染所引起的肾盂、肾盏及肾实质的感染性炎症,是泌尿系感染中最常见的临床类型。肾盂肾炎为上尿路感染,尿道炎和膀胱炎为下尿路感染,而肾盂肾炎常伴有下尿路感染,临床上在感染难以定位时可统称为尿路感染。本病好发于女性,尤多见于育龄期妇女、女婴、老年女性和免疫功能低下者。

## 一、病因及诊断检查

### (一)致病因素

1. 病因

尿路感染最常见的致病菌是肠道革兰阴性杆菌,其中以大肠埃希菌最常见,占70%以上,其次为副大肠杆菌、变形杆菌、克雷白杆菌、产气杆菌、沙雷杆菌、产碱杆菌和葡萄球菌等。致病菌常为1种,极少数为两种以上细菌混合感染。偶可由真菌、病毒和原虫感染引起。

2. 易感因素

由于机体具有多种防御尿路病原微生物感染发生的机制,所以,正常情况下细菌进入膀胱不会引起肾盂肾炎的发生。主要易感因素如下。

(1)尿路梗阻和尿流不畅:是最主要的易感因素,以尿路结石最常见。尿路不畅时,尿路的细菌不能被及时冲刷清除出尿道,在局部生长和繁殖,易引起肾盂肾炎。

(2)解剖因素:女性尿道短、直而宽,尿道口距肛门、阴道较近,易被细菌污染,故易发生上行感染。

(3)尿路器械操作:应用尿道插入性器械时,如留置导尿管和膀胱镜检查、尿道扩张等可损伤尿道黏膜,或使细菌进入膀胱和上尿路而致感染。

(4)机体抵抗力低下:糖尿病、重症肝病、癌症晚期、艾滋病、长期应用激素和免疫抑制药等均易发生尿路感染。

3. 感染途径

(1)上行感染:为最常见的感染途径,病原菌多为大肠埃希菌,以女性多见。细菌由尿道外口经膀胱、输尿管逆流上行到肾盂,引起肾盂炎症,再经肾盏、肾乳头至肾实质。

(2)血行感染:致病菌多为金黄色葡萄球菌。病原菌从体内感染灶如扁桃体炎、鼻窦炎、龋齿或皮肤化脓性感染等侵入血流,到达肾皮质引起多发性小脓肿,再沿肾小管向下扩散至肾乳头、肾盂及肾盏，引起肾盂肾炎。

（3）淋巴道感染：病原菌从邻近器官的病灶经淋巴管感染。

（4）直接感染：外伤或肾、尿路附近的器官与组织感染，细菌直接蔓延至肾引起肾盂肾炎。

**（二）身体状况**

按病程和病理变化可将肾盂肾炎分为急性和慢性两型。

1. 急性肾盂肾炎

（1）起病急剧，病程不超过半年。

（2）全身表现：常有寒战、高热，体温升高达 38.5 ~ 40℃，常伴有全身不适、头痛、乏力、食欲缺乏、恶心呕吐等全身毒血症状。

（3）泌尿系统表现：可有腰痛、肾区不适和尿路刺激征，上输尿管点或肋腰点压痛，肾区叩击痛。重者尿外观浑浊，呈脓尿、血尿。

2. 慢性肾盂肾炎

急性肾盂肾炎反复发作，迁延不愈，病程超过半年即转为慢性肾盂肾炎。慢性肾盂肾炎症状一般较轻，或仅有低热、倦怠，无尿路感染症状，但多次尿细菌培养均呈阳性，称"无症状菌尿"。急性发作时与急性肾盂肾炎症状相似，如不及时治疗可导致肾功能减退，最终可发展为肾衰竭。

3. 并发症

常见有慢性肾衰竭、肾盂积水、肾盂积脓、肾周围脓肿等。

**（三）心理社会状况**

由于起病急，症状明显，女性患者羞于检查，或反复发作迁延不愈，患者易产生焦虑、紧张和悲观情绪。

**（四）实验室及其他检查**

1. 尿常规

尿液外观浑浊；急性期尿沉渣镜检可见大量白细胞和脓细胞，如出现白细胞管型，对肾盂肾炎有诊断价值；少数患者有肉眼血尿。

2. 血常规

急性期白细胞总数及中性粒细胞增高。

3. 尿细菌学检查

尿细菌学检查是诊断肾盂肾炎的主要依据。新鲜清洁中段尿细菌培养，菌落计数不低于 $10^5$/mL 为阳性，菌落计数低于 $10^4$/mL 为污染，如介于两者之间为可疑阳性，需复查或结合病情判断。

4. 肾功能检查

急性肾盂肾炎肾功能多无改变，慢性肾盂肾炎可有夜尿增多、尿比重低而固定，晚期可出现氮质血症。

5. X 线检查

X 线腹部平片及肾盂造影可了解肾的大小、形态、肾盂肾盏变化以及尿路有无结石、梗阻、畸形等情况。

6. 超声检查

可准确判断肾大小、形态以及有无结石、囊肿、肾盂积水等。

## 二、护理诊断及医护合作性问题

1. 体温过高：与细菌感染有关。

2. 排尿异常：与尿路感染所致的尿路刺激征有关。

3. 焦虑：与症状明显或病情反复发作有关。

4. 潜在并发症：有慢性肾衰竭、肾盂积水、肾盂积脓和肾周围脓肿。

## 三、治疗及护理措施

### （一）治疗要点

**1. 一般治疗**

急性期全身症状明显者应卧床休息，饮食应富有热量和维生素并易于消化，高热脱水时应静脉补液，鼓励患者多饮水、勤排尿，促使细菌及炎性渗出物迅速排出。

**2. 抗菌药物治疗**

原则上应根据致病菌和药敏试验结果选用抗菌药，但由于大多数病例为革兰阴性杆菌感染，急性型患者常不等尿培养结果，即首选对此类细菌有效，而且在尿中浓度高的药物治疗。

（1）常用药物：①喹诺酮类。如环丙沙星、氧氟沙星，为目前治疗尿路感染的常用药物，病情轻者，可口服用药；较严重者宜静脉滴注，环丙沙星 0.25 g，或氧氟沙星 0.2 g，每 12 h 1 次。②氨基糖苷类。庆大霉素肌内注射或静脉滴注。③头孢类。头孢唑啉肌内或静脉注射。④磺胺类。复方磺胺甲基异噁唑（复方新诺明）口服。

（2）疗效与疗程：若药物选择得当，用药 24 h 后症状即可好转，如经 48 h 仍无效，应考虑更换药物。抗菌药用至症状消失，尿常规转阴和尿培养连续 3 次阴性后 3 ～ 5 d 为止。急性肾盂肾炎一般疗程为 10 ～ 14 d，疗程结束后每周复查尿常规和尿细菌培养 1 次，共 2 ～ 3 周，若均为阴性，可视为临床治愈。慢性肾盂肾炎疗程应适当延长，选用敏感药物联合治疗，疗程 2 ～ 4 周；或轮换用药，每组使用 5 ～ 7 d 查尿细菌，如连续 2 周（每周 2 次）尿细菌检查阴性，6 周后再复查 1 次仍为阴性，则为临床治愈。

### （二）护理措施

**1. 病情观察**

观察生命体征，尤其是体温变化；观察尿路刺激征及伴随症状的变化，有无并发症等。

**2. 生活护理**

（1）休息：为患者提供安静、舒适的环境，增加休息和睡眠时间。高热患者应卧床休息，体温超过 39℃时需行冰敷、乙醇擦浴等措施进行物理降温。

（2）饮食护理：给予高蛋白、丰富维生素和易消化的清淡饮食，鼓励患者多饮水，每日饮水量不少于 2 000 mL。

**3. 药物治疗的护理**

（1）遵医嘱用药，轻症者尽可能单一用药，口服有效抗生素 2 周；严重感染宜联合用药，采用肌内注射或静脉给药；已有肾功能不全者，则避免应用肾毒性抗生素。

（2）观察药物疗效，协助医师判断停药指征。

（3）注意药物的不良反应：诺氟沙星、环丙沙星可引起轻微消化道反应、皮肤瘙痒等；氨基糖苷类药物对肾脏和听神经有毒性作用，可引起耳鸣、听力下降，甚至耳聋；磺胺类药物服药期间要多饮水和服用碳酸氢钠以碱化尿液，增强疗效和减少磺胺结晶的形成。

**4. 尿细菌学检查的标本采集**

（1）宜在使用抗生素前或停药 5 d 后留取尿标本。

（2）留取清洁中段尿标本前用肥皂水清洗外阴部，不宜用消毒剂，指导患者留取尿标本于无菌容器内，于 1 h 内送检。

（3）最好取清晨第 1 次（尿液在膀胱内停留 6 ～ 8 h 或以上）的清洁、新鲜中段尿送检，以提高阳性率。

（4）尿标本中注意勿混入消毒液；女性患者留取尿标本时应避开月经期，防止阴道分泌物及经血混入。

**5. 心理护理**

向患者说明紧张情绪不利于尿路刺激征的缓解，指导患者放松身心，消除紧张情绪及恐惧心理，树立战胜疾病的信心，共同制订护理计划，积极配合治疗。

6. 健康教育

（1）向患者及家属讲解肾盂肾炎发病和加重的相关因素，积极治疗和消除易感因素。尽量避免导尿及尿道器械检查，如果必须进行，应严格无菌操作，术后应用抗菌药以防泌尿系感染。

（2）指导患者保持良好的生活习惯，合理饮食，多饮水，勤排尿，尽量不留残尿；保持外阴清洁，女性患者忌盆浴，注意月经期、妊娠期、产褥期卫生。

（3）加强身体锻炼，提高机体抵抗力。

（4）育龄妇女患者，急性期治愈后1年内应避免妊娠。与性生活有关的反复发作患者，应于性生活后立即排尿和行高锰酸钾坐浴。

（5）告知患者遵医嘱坚持按疗程应用抗菌药物是最重要的治疗措施，嘱患者不可随意增减药量或停药，以达到彻底治愈的目的，避免因治疗不彻底而演变为慢性肾盂肾炎。慢性肾盂肾炎应按医嘱用药，定期检查尿液，出现症状立即就医。

# 第二节　急性肾小球肾炎的护理

急性肾小球肾炎（acute glomerulonephritis，AGN）简称急性肾炎，是以急性肾炎综合征为主要表现的一组疾病。其特点为起病急，患者出现血尿、蛋白尿、水肿和高血压，可伴有一过性氮质血症。本病好发于儿童，男性居多。常有前驱感染，多见于链球菌感染后，其他细菌、病毒和寄生虫感染后也可引起。本部分主要介绍链球菌感染后的急性肾炎。

## 一、病因及发病机制

急性肾小球肾炎常发生于 β-溶血性链球菌"致肾炎菌株"引起的上呼吸道感染（多为扁桃体炎）或皮肤感染（多为脓疱疮）后，感染导致机体产生免疫反应而引起双侧肾脏弥漫性的炎症反应。目前多认为，链球菌的主要致病抗原是胞质或分泌蛋白的某些成分，抗原刺激机体产生相应抗体，形成免疫复合物沉积于肾小球而致病。同时，肾小球内的免疫复合物可激活补体，引起肾小球内皮细胞及系膜细胞增生，并吸引中性粒细胞及单核细胞浸润，导致肾脏病变。

## 二、临床表现

### （一）症状与体征

1. 尿异常

几乎所有患者均有肾小球源性血尿，约30%出现肉眼血尿，且常为首发症状或患者就诊的原因。可伴有轻、中度蛋白尿，少数（< 20%）患者可呈大量蛋白尿。

2. 水肿

80%以上患者可出现水肿，常为起病的初发表现，表现为晨起眼睑水肿，呈"肾炎面容"，可伴有下肢轻度凹陷性水肿，少数严重者可波及全身。

3. 高血压

约80%患者患病初期水钠潴留时，出现一过性轻、中度高血压，经利尿后血压恢复正常。少数患者可出现高血压脑病、急性左心衰竭等。

4. 肾功能异常

大部分患者起病时尿量减少（40 ~ 700 mL/d），少数为少尿（< 400 mL/d）。可出现一过性轻度氮质血症。一般于1 ~ 2周后尿量增加，肾功能于利尿后数日恢复正常，极少数出现急性肾衰竭。

### （二）并发症

前驱感染后常有1 ~ 3周（平均10 d左右）的潜伏期。呼吸道感染的潜伏期较皮肤感染短。本病起病较急，病情轻重不一，轻者仅尿常规及血清补体C3异常，重者可出现急性肾衰竭。大多预后良好，常在数月内临床自愈。

### 三、辅助检查

1. 尿液检查：均有镜下血尿，呈多形性红细胞。尿蛋白多为（＋）～（＋＋）。尿沉渣中可有红细胞管型、颗粒管型等。早期尿中白细胞、上皮细胞稍增多。

2. 血清 C3 及总补体：发病初期下降，于 8 周内恢复正常，对本病诊断意义很大。血清抗链球菌溶血素"O"滴度可增高，部分患者循环免疫复合物（circulating immune complex，CIC）阳性。

3. 肾功能检查：内生肌酐清除率（endogenous creatinine clearance rate，CC）降低，血尿素氮（bloodurea nitrogen，BUN）、血肌酐（creatinine，Cr）升高。

### 四、诊断要点

1. 链球菌感染后 1 ～ 3 周出现血尿、蛋白尿、水肿、高血压，甚至少尿及氮质血症。
2. 血清补体 C3 降低（8 周内恢复正常），即可临床诊断为急性肾小球肾炎。
3. 若肾小球滤过率进行性下降或病情 1 ～ 2 个月尚未完全好转的应及时做肾活检，以明确诊断。

### 五、治疗要点

治疗原则：以休息、对症处理为主，缩短病程，促进痊愈。本病为自限性疾病，不宜用肾上腺糖皮质激素及细胞毒药物。急性肾衰竭患者应予透析。

#### （一）对症治疗

利尿治疗可消除水肿，降低血压。利尿后高血压控制不满意时，可加用其他降压药物。

#### （二）控制感染灶

以往主张使用青霉素或其他抗生素 10 ～ 14 d，现其必要性存在争议。对于反复发作的慢性扁桃体炎，待肾炎病情稳定后，可作扁桃体摘除术，手术前后 2 周应注射青霉素。

#### （三）透析治疗

对于少数发生急性肾衰竭者，应予血液透析或腹膜透析治疗，帮助患者度过急性期，一般不需长期维持透析。

### 六、护理评估

1. 健康史：询问发病前 2 个月有无上呼吸道和皮肤感染史，起病急缓，就诊原因等。既往呼吸道感染史。
2. 身体状况：评估水肿的部位、程度、特点，血压增高程度：有无局部感染灶存在。
3. 心理及社会因素：因患者多为儿童，对疾病的后果常不能理解，因而不重视疾病，不按医嘱注意休息，家属则往往较急，过分约束患者，年龄较大的患者因休学、长期休息而产生焦虑、悲观情绪。评估患者及家属对疾病的认识，目前的心理状态等。
4. 辅助检查：周围血象有无异常，淋巴细胞是否升高。

### 七、护理目标

1. 能自觉控制水、盐的摄入，水肿明显消退。
2. 患者能逐步达到正常活动量。
3. 无并发症发生，或能早期发现并发症并积极配合抢救。

### 八、护理措施

#### （一）一般护理

急性期患者应绝对卧床休息，以增加肾血流量和减少肾脏负担。应卧床休息 6 周～ 2 个月，尿液检查只有蛋白尿和镜下血尿时，方可离床活动。病情稳定后逐渐增加运动量，避免劳累和剧烈活动，坚持

1～2年，待完全康复后才能恢复正常的体力劳动。存在水肿、高血压或心力衰竭时，应严格限制盐的摄入，一般进盐应低于 3 g/d，特别严重的病例应完全禁盐。在急性期，为减少蛋白质的分解代谢，限制蛋白质的摄取量为 0.5～0.8 g/（kg·d）。当血压下降，水肿消退，尿蛋白减少后，即可逐渐增加食盐和蛋白质的量。除限制钠盐外，也应限制液体摄入量，进水量的控制本着宁少勿多的原则。每日进水量应为不显性失水量（约 500 mL）加上 24 h 尿量，此进水量包括饮食、饮水、服药、输液等所含水分的总量。另外，饮食应注意热量充足、易于消化和吸收。

**（二）病情观察**

注意观察水肿的范围、程度，有无胸水、腹水，有无呼吸困难、肺部湿啰音等急性左心衰的征象；监测高血压动态变化，监测有无头痛、呕吐、颈项强直等高血压脑病的表现；观察尿的变化及肾功能的变化，及早发现有无肾衰竭的可能。

**（三）用药护理**

在使用降压药的过程中，要注意一定要定时、定量服用，随时监测血压的变化，还要嘱患者服药后在床边坐几分钟，然后缓慢站起，防止眩晕及直立性低血压。

**（四）心理护理**

患者尤其是儿童对长期的卧床会产生忧郁、烦躁等心理反应，加上担心血尿、蛋白尿是否会恶化，会进一步会加重精神负担。故应尽量多关心、巡视患者，随时注意患者的情绪变化和精神需要，按照患者的要求予以尽快解决。关于卧床休息需要持续的时间和病情的变化等，应适当予以说明，并要组织一些有趣的活动活跃患者的精神生活，使患者能以愉快、乐观的态度安心接受治疗。

## 九、护理评价

1. 能否接受限制钠、水的治疗和护理，尿量已恢复正常，水肿有减轻甚至消失。
2. 能正确面对患病现实，说出心理感受，保持乐观情绪。
3. 无并发症发生。

## 十、健康指导

1. 预防指导：平时注意加强锻炼，增强体质。注意个人卫生，防止化脓性皮肤感染。有上呼吸道或皮肤感染时，应及时治疗。注意休息和保暖，限制活动量。

2. 生活指导：急性期严格卧床休息，按照病情进展调整作息制度。掌握饮食护理的意义及原则，切实遵循饮食计划。指导患者及其家属掌握本病的基本知识和观察护理方法，消除各种不利因素，防止疾病进一步加重。

3. 用药指导：遵医嘱正确使用抗生素、利尿药及降压药等，掌握不同药物的名称、剂量、给药方法，观察各种药物的疗效和副作用。

4. 心理指导：增强战胜疾病的信心，保持良好的心境，积极配合诊疗计划。

# 第三节　慢性肾小球肾炎的护理

慢性肾小球肾炎（CGN）系指各种病因引起的两侧肾脏弥漫性或局灶性炎症反应。其基本发病机理为免疫反应。主要病理改变随病因病程和类型不同而异，可表现为不同程度的膜性、局灶硬化、系膜增生和早期固缩肾。临床表现为起病隐匿，程度轻重不一，病程冗长，多有一个相当长的无症状尿异常期，然后出现高血压、水肿和肾功能减退，经历一个漫长的过程后，逐渐不停顿地破坏肾单位，出现贫血、视网膜病变，最终导致慢性肾衰竭。治疗以保护肾功能和防治影响肾功能恶化的各种因素。护理重点为饮食疗法，预防感染，提高患者对长期疗养的认识，做好生活指导。

## 一、病因及发病机制

### （一）病因

1. 绝大多数 CGN 由其他原发性肾小球疾病直接迁延发展而成，例如 IgA 肾病，非 IgA 肾病、系膜增生性肾炎，局灶性肾小球硬化、膜增生性肾炎、膜性肾病等。其起病多因上呼吸道感染或其他感染，出现慢性肾炎症状。

2. 少数 CGN 由急性链球菌感染后肾炎演变而来。由于当时的急性肾炎不典型或患者忘记急性肾炎的既往史。据报道，大约 10% 本病患者有明确的急性肾炎既往史。

### （二）发病机制

慢性肾炎的发病机制系免疫介导的炎症反应。病变累及双侧肾脏的大部分肾小球，根据电镜和免疫荧光检查，发现慢性肾炎患者的肾小球内有免疫复合物和补体成分沉积，抗原经过激活补体系统使肾小球产生一系列炎症或变态反应。由于免疫复合物的电荷、分子量和沉积部位的不同，所引起的肾小球病变亦不完全相同。病程后期绝大部分肾小球被破坏时，可导致肾功能不全或尿毒症。关于 CGN 不停顿破坏肾单位的机制，目前已知的是：①根底疾病持续进行活动。②肾实质性高血压引起肾小动脉硬化。③肾小球血流动力学介导的肾小球硬化症。

### （三）病理改变

病理改变视病因、病程和类型不同而异。

1. 增生性

系膜增生性，膜增生性或半月体肾小球肾炎，以及局灶、节段性增生性肾小球肾炎。

2. 硬化性

局灶性或弥漫性肾小球硬化。

3. 膜性肾病

以上病理改变至后期肾脏明显萎缩，肾小球大部分硬化，且有明显的肾小管损害和间质纤维化。

## 二、临床表现

### （一）临床分型

临床分型为传统分型方法，目前较少应用，仅在未行肾穿刺者或无条件行肾穿刺时参考。大多数隐匿起病，病情进展缓慢。早期表现为尿蛋白增加，尿沉渣轻度异常，轻度高血压及水肿，甚者有轻微氮质血症。而在晚期，则表现为贫血、慢性肾衰竭。从早期至晚期，可经历数年至几十年不等。根据临床表现不同，可分为下述类型。

1. 普通型

普通型较多见。①持续中等度的蛋白尿，定量在 1.5 ~ 2.5 g/d。②尿沉渣异常，可见颗粒管型和离心尿红细胞 > 10 个 / 高倍视野。③轻中度水肿。④轻、中度高血压。

2. 高血压型

高血压型除具有普通型的表现外，以高血压为突出表现，舒张压常为中度以上升高，当舒张压超过 13.3 kPa 以上时，会进一步加重肾血管痉挛、肾血流量下降、肾功能急骤变化。此型常伴有肾病眼底，眼底视网膜动脉细窄，迂曲和动、静脉交叉压迫现象及絮状渗出物或出血。此型易误诊为原发性高血压。

3. 肾病型

肾病型除具有普通型表现外，主要表现为肾病综合征。①大量蛋白尿，24 h 尿蛋白定量 > 3.5 g。②低血浆蛋白症，血清蛋白低于 3 g/dL。③高度水肿，严重时可伴有浆膜腔（胸膜腔、腹膜腔）积液。④部分患者有高脂血症。

4. 急性发作型

在病情相对稳定或持续进展过程中，由于细菌或病毒等感染或过劳等因素，经较短的潜伏期（1 ~ 3 d），出现蛋白尿和尿沉渣异常的加重，肾功能恶化，经过一段时日后，常会自动地减轻，恢复至原来的情况。临床表现上有时颇似急性肾炎（蛋白尿、血尿、尿少、水肿、高血压、短暂肾功能损害和全身症状）。

### （二）病理分型

1. 增殖性肾炎

（1）病理改变：系膜细胞增殖，系膜区和肾小球血管襻有免疫球蛋白和补体沉积。

（2）临床表现：尿蛋白、血压和肾功能改变的各种表现。对糖皮质激素治疗略有反应。10 年后发展为肾功能不全的约占 10% ~ 15%。

2. IgA 肾病

（1）病理改变：系膜细胞增殖，系膜区有 IgA 沉着。

（2）临床表现：潜在期有镜下血尿，血清 IgA 有时增高。进行期可有镜下血尿，亦可出现肉眼血尿。80% 患者出现蛋白尿和肾小球疾病的各种临床表现。

3. 膜性肾病

（1）病理改变：肾小球血管襻壁肥厚，肾小球基膜肥厚。肾小球血管襻有免疫球蛋白和补体沉着。

（2）临床表现：尿蛋白多，反复出现水肿、低蛋白症，肾上腺皮质激素治疗无效。较少发展至肾功能不全。

4. 膜性增殖性肾炎

（1）系膜细胞增殖和肾小球血管襻肥厚，系膜细胞和基质增生伸入基膜内或其内侧。肾小球血管襻和系膜区有补体沉着。

（2）临床表现：蛋白尿、血尿、血压升高、肾功能不全。肾上腺皮质激素治疗多无效。10 年内80% 患者发展为肾功能不全。

临床和病理分型不是绝对的，各类型之间可以相互转化。在有条件时，力求行肾穿刺，进行病理分型。病理分型科学、准确，对指导用药及估计预后意义重大。

## 三、实验室检查

### （一）肾活检

肾活检为确定慢性肾小球肾炎病损的性质程度和病理类型，最好尽早适时作此项检查，以便指导用药及估计预后。

### （二）肾小球滤过功能测定

血肌酐（Cr）和尿素氮（BUN）测定。内生肌酐清除率：动态观察肾功能损害程度。

### （三）尿液检查

1. 尿常规

尿常规可见管型颗粒；持续性蛋白尿；尿中红细胞形态变形率 > 30%。

2. 尿蛋白

一般在 1 ~ 3 g/d，亦可 > 3.5 g/d。肾小球性蛋白尿为中分子或中高分子蛋白尿，每日量常超过 3 g/d；而肾小管性蛋白尿为中低分子蛋白尿，量一般低于 2 g/d。

## 四、诊断要点

病程较长，有不同程度的蛋白尿、血尿、高血压、贫血、肾功能损害，可按上述临床表现做出临床分型。肾组织活检则可明确病理类型。

## 五、治疗原则

### （一）一般治疗

1. 饮食治疗：根据水肿及高血压情况决定对水和钠盐的限制，有肾功能不全时，限制蛋白质摄入，一般不超过 0.5 ~ 0.75 g/（kg·d）。肾病综合征较明显者，可增加优质蛋白质的摄入量，1.0 ~ 2.0 g/（kg·d）。目前肾病饮食治疗多主张低蛋白饮食以延缓肾功能减退。没有肾衰的患者，不需限制钾的摄入。

2. 禁用肾毒性药物，如氨基甙类抗生素，两性霉素 B。

3. 治疗预防感染，如上呼吸道感染，尿路感染等。

### （二）药物治疗

1. 血管紧张素转换酶抑制剂

此类药药理作用是：①抑制转换酶Ⅰ的活性，减少血管紧张素Ⅱ的生成，舒张小动脉。②抑制缓激肽的降解而产生血管扩张作用，并可排钠排水。③降低肾小球囊内压。④保护心脏。在一定程度上能延缓肾衰的发生。常用药物开搏通 12.5 ~ 50 mg，3 次 /d。

2. 肾上腺皮质激素

肾上腺皮质激素作用机制是抑制免疫反应，作用于多个环节：①激素能使血循环内 T 淋巴细胞和和单核 - 巨噬细胞减少，这是由于"再分布"，分布的去向为骨髓、脾及淋巴组织。②激素能使淋巴和单核细胞功能降低，通过了 T 抑制细胞和 T 辅助细胞的调节，可影响 B 细胞的抗体生成。③大剂量激素可使免疫球蛋白的合成下降而分解增多，以致血免疫球蛋白水平轻度下降。④降低血补体水平。⑤激素虽然增加血循环中的白细胞数，但游集至炎症区者明显减少，此种抑制游集至炎症区的作用，亦见于单核 - 巨噬细胞及淋巴细胞。由于单核细胞向炎症区的趋化性减低，减少了肉芽肿的形成。常用药物强的松，泼尼松龙（有肝功能损害者）和甲泼尼龙。首始治疗阶段的剂量要足够大，成人用每日 1 mg/kg，每日激素量清晨顿服，以便符合皮质激素昼夜分泌节律性。有效病例服药 8 周后逐渐减量，每周减量为原先每日剂量的 10%，成人一般为每周 5 mg。由大剂量撤减至小剂量后（成人约为每日 0.5 mg/kg，小儿为每日 1 mg/kg），将两日药量，隔日晨顿服，做较长期的持续治疗，12 ~ 18 个月。在持续治疗期间，应监测激素不良反应，定期检查尿常规和肾功能。合并活动性感染、严重高血压、氮质血症的患者不宜激素治疗。

3. 细胞毒类药物

细胞毒类药物常与激素同时应用，其目的在于：①减少激素的用量和疗程，从而减轻激素的不良反应。②经激素治疗不能缓解者或不能完全缓解者。此类药物主要是通过杀伤免疫细胞，阻止其繁殖而抑制免疫反应。繁殖旺盛细胞对本药特别敏感，能较快杀灭抗原敏感性小淋巴细胞，主要杀灭 B 细胞，还能抑制 T 细胞。主要用于经常复发的肾炎和激素依赖型者。主要药物有：环磷酰胺和苯丁酸氮芥。前者临床应用较为广泛，其合理剂量是：每日 2 ~ 3 mg/kg，分两次口服或将 2 d 剂量加入注射用生理盐水 20 mL 内，隔日静脉注射，累积总剂量为 150 mg/kg。环磷酰胺常见副反应为：严重骨髓抑制、脱发、出血性膀胱炎、睾丸损害、发生恶性肿瘤。当周围血白细胞 ≤ 3 × 10⁹/L，应减量或停药。另外，对未发育的儿童使用时应慎重。苯丁酸氮芥用量每日 0.2 mg/kg，分 2 次服用，累积总剂量 < 10 mg/kg。常见副反应为，白细胞减少，严重感染，胃肠道症状。一旦出现，则减量或停药。

4. 抗凝药物和抑制血小板凝集药物

其目的是治疗和防止肾脏血栓形成和肾小球硬化，延缓肾衰竭发生。常用于顽固性且有高凝表现病例。如局灶性肾小球硬化，膜性肾小球肾炎。常用药物：肝素、潘生丁、阿司匹林。肝素 50 ~ 100 mg/d，溶于 5% 葡萄糖溶液作缓慢静脉滴注，10 d 一个疗程。潘生丁 50 ~ 75 mg，3 次 /d 口服。使用时需注意血液学监测和出血倾向，一旦出现异常应该减量或停药。

5. 利尿剂

首选速尿，它的主要作用机制是抑制髓襻升支对氯和钠的重吸收，是治疗肾性水肿最强有力的利尿药。常用 20 mg，2 次 /d 口服。无效时可递增至 60 ~ 120 mg/d。长期持续药物利尿作用大为减弱，故宜采用间歇用药，即用药 7 ~ 10 d，停药 3 ~ 5 d 后再用。速尿的不良反应有：低钾血症，低血氯性碱中毒、高尿酸血症、血浆容量减少和耳毒性。速尿是偏酸性化合物，在血中几乎全部与清蛋白结合而运输。当血清蛋白低于 20 g/L 时，没有与清蛋白结合的速尿就会不受限制地进入各种组织内，引起药物毒性，故在进行大剂量利尿疗法时，应静滴清蛋白，提高血浆胶体渗透压，减轻药物毒性。新近研究告知，在使用排钾强利尿剂时，不需常规补钾，只需劝告患者多食含钾丰富的食物，如蘑菇、马铃薯、冬笋、油菜、肉类、橙、桃、红枣等，以避免口服补钾所致小肠溃疡甚至小肠穿孔。

6. 中药治疗

可用大黄、雷公藤、冬虫夏草、保肾丸、益肾丸、清肾丸等中成药辅助治疗。

### （三）特殊治疗

对顽固的肾病型肾炎，可试用血浆置换疗法。

## 六、护理

### （一）观察要点

1. 观察尿量和性质，体重变化。
2. 观察血压波动。
3. 观察肾功能不全，尿毒症症状和体征。
4. 观察并发症：心脏、感染、高血压脑病。
5. 观察药物疗效及反应。
6. 观察感染的前趋表现。
7. 观察饮食疗法执行情况。
8. 观察肾穿刺后并发症。

### （二）具体措施

1. 一般护理

慢性肾炎急性发作，血压高肾病综合征和并发心肾不全者需卧床休息，给予一级护理。每日测量血压、尿量、体重并做记录，如血压波动明显、体重增加应及时报告医师调整药物。病情稳定者可进行室内活动。

2. 病情观察

观察肾功能不全、尿毒症的症状与体征，进行性贫血，蛋白尿减少而其他症状未改变，血肌酐升高，内生肌酐清除率下降等。有下述情况会加速慢性肾炎进入肾功能不全：①逐渐加重的高血压。②饮食上未恰当控制好蛋白质摄入。③饮食中未注意磷摄入。④合并感染。⑤使用肾毒性药物。护士应指导患者避免上述诱因。

3. 观察并发症

慢性肾炎可有下列并发症：①心脏并发症：心脏扩大，心律失常，严重致心力衰竭。由于高血压、动脉硬化、贫血等因素导致。②感染：以泌尿道、呼吸道感染为多见。因为尿中长期丢失蛋白，引起低蛋白血症，使机体抵抗力减低，易并发感染。③高血压脑病：表现为头痛、呕吐、抽搐，甚至昏迷。多因血压骤然升高所致。

4. 观察药物疗效及反应

慢性肾炎治疗药物较多，其中需主要观察的药物为肾上腺皮质激素和细胞毒类药物。①肾上腺皮质激素：有效表现在用药两周左右开始尿量增加、水肿消退、尿蛋白减少。常见反应有：并发或加重感染、神经精神症状（激动、失眠、精神病）、抑制生长发育、库欣样状态（向心性肥胖、满月脸、痤疮、多毛）、骨质疏松等。服药时间以清晨顿服为佳，其理由是：首先符合激素昼夜分泌节律性；其次减轻肾上腺皮质抑制从而减轻激素微减综合征；再次减少肾上腺皮质功能亢进的临床表现。故护士补服时亦应安排在上午进行。②细胞毒类药物：有效表现同肾上腺皮质激素。不良反应主要是骨髓抑制、脱发、出血性膀胱炎、静脉用药时外溢会引起局部组织坏死。在使用时护士应注意不宜在下午6时以后使用，以免其代谢产物停留在膀胱内时间过长而引起出血性膀胱炎。作静脉注射时先行引导注射，注射中经常抽回血确定在血管内后推药。一旦药液外溢立即用生理盐水行稀释注射或外敷金黄散。

5. 观察感染的前趋表现

体温变化、尿蛋白无原因增多常是潜在感染的前趋表现。慢性肾炎者常因低蛋白血症和应用激素及免疫抑制剂致抵抗力低下容易并发感染，或使潜在感染病灶（龋齿、注射结节、咽喉炎、毛囊炎等），已稳定的结核病灶活动弥散，导致机体代谢亢进，代谢产物增加，使肾功能急剧恶化。因此护理人员应做好预防感染的工作，其具体措施有：①在大剂量激素或细胞毒类药物冲击治疗期间将患者置于洁净的单人病房内或反向隔离室中。②减少探视人员，特别是已有上呼吸道感染者。③预防呼吸道、消化道、泌尿道感染，定期空气消毒，外出戴口罩，不吃生食，注意个人卫生，特别是会阴部每日清洁，有感染前驱表现时立即使用抗生素。④严格无菌操作，注意更换注射部位，避免注射难吸收药物如苯丙酸诺龙等。

6. 观察肾穿刺后并发症

肾穿刺检查对于慢性肾炎的诊断和治疗意义重大，亦是最常用检查之一，因其为创伤性检查，术前后观察护理甚为重要。

**（三）饮食护理**

根据病情的不同阶段调整饮食。以高营养、高维生素、高钙、低磷、低脂易消化食物为原则。新近多主张低蛋白、低磷饮食，对于延缓肾功能减退很有作用。

1. 蛋白质

急性发作期或肾炎晚期（伴有氮质血症），限制蛋白质摄入，以减轻肾脏负担，每日需要量 0.5 ~ 0.75 g/kg，且以优质蛋白为主，如鱼、瘦肉、鸡、蛋等。忌食植物性蛋白，如豆制品、大豆、黄豆等。少食鸭、虾、蟹类食物，因此类食物中含磷较高，肾病综合征和服用大剂量肾上腺皮质激素且有效，尿量 > 1 000 mL/d，体重下降，可增加蛋白质摄入，每日需要量 1 ~ 1.5 g/kg。

2. 钠盐

水肿明显、心力衰竭、血压高时应限制钠盐摄入，同时含钠食物如用碱做成的馒头、烙饼、加碱的面条等均不宜吃。为解决患者咸味可用无盐酱油，但每日尿量需 > 1 000 mL，因无盐酱油中主要成分是钾盐。目前学者认为水肿患者可使用利尿剂消肿，而不必严格限制钠钾盐的摄入。

3. 水分

水分量出为入。

**（四）心理护理**

慢性肾炎病程长，病情反复变化多样，绝大多数患者需作肾活检，故常有焦虑、烦闷，对治疗失去信心的表现，护士在患者住院期间应做好心理护理，教会患者自我观察，自我护理的方法，如尿蛋白测定（试纸法或醋酸滴定法）、血压测量、定时服药。使患者认识该病如认真对待，积极治疗，避免诱因，可拖延尿毒症出现时间至数十年。在缓解期内可从事轻松工作或做少量家务，以分散患者思想，消除顾虑，过较正常的生活。儿童患者在发作间歇期可上学，但应免修体育课。

**（五）健康教育**

1. 遵守饮食疗法的规定，制定每周食谱。

2. 避免感染，不去空气混浊的公共场所，如电影院、餐馆、舞场等地，在抵抗力弱时外出戴口罩。居住室经常通风，每周醋熏一次。被褥常晒勤洗。个人卫生每周彻底清洁一次。

3. 女患者应避孕，一旦怀孕应与医师联系，决定处理方法。

4. 定期复查，每两周到医院检查一次血、尿常规、肾、肝功能。

5. 出现水肿、尿异常和体重迅速增加，应及时到医院就诊。

6. 不擅自用药，特别是对肾脏有损害的药物，如庆大霉素、两性霉素 B、感冒通等。遇有上感可选择中药制剂或到肾脏专科门诊就诊。

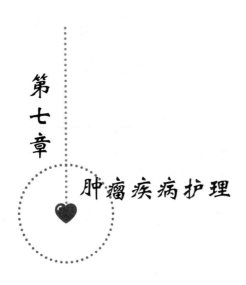

第七章 肿瘤疾病护理

# 第一节　放疗的一般护理

## 一、概述

恶性肿瘤放射治疗，是利用各种剂量放射线对组织细胞所引起的破坏或抑制其生长作用而进行的治疗方法。做治疗前应对这种患者做好心理护理和各项辅助检查，进行病房环境消毒。患者情绪又会影响放射治疗的效果及患者预后，因此准确观察分析患者的心理反应，及时实施有效心理护理，对放射治疗的效果至关重要。

放疗的方法放疗按其目的可分为根治性放疗和姑息性放疗。

1. 根治性放疗：根治性放疗是要达到治愈恶性肿瘤的目的，对肿瘤的全部组织和区域淋巴结给予根治剂量的照射，适用于放射敏感性肿瘤，如淋巴瘤、精原细胞瘤等。

2. 姑息性治疗：对不能根治的肿瘤患者，放疗达到缓解症状，改善生活质量的目的。放疗可解除肿瘤压迫、止痛、止血等，具有较好的姑息作用。由于患者为晚期，治疗目的不是消灭肿瘤，因而常在较短时间内给数次放射，总剂量不一定要求达到肿瘤完全控制水平，一般是肿瘤根治剂量的 2/3。姑息性放疗多采用单次剂量较大，次数较少的分割照射方式，在进行姑息放疗的同时，必须加强全身支持治疗和心理护理。对骨转移灶尤其是溶骨性的，放疗能起到止痛作用；颅内转移可引起颅内压力升高，痉挛或神经麻痹等，孤立的转移灶可给予局部放射，多发性病灶宜用全颅放射，为防止脑水肿，放疗开始时给大剂量糖皮质激素 12 ~ 16 mg/d，并严密观察；放疗后逐渐减少激素用量，1 周内停用。对肿瘤引起的压迫阻塞，如食管梗阻，上腔静脉压迫，脊髓压迫等。放疗常可缓解症状。

## 二、放疗护理

1. 心理护理

护理人员在治疗前应耐心向患者及家属介绍有关放疗的知识，治疗中可能出现的副作用及需要配合的事项，以消除患者的恐惧心理，密切配合治疗。放疗出现反应后，要鼓励患者坚持做完治疗，可介绍一些做过放疗的患者现身说教。

2. 饮食护理

放疗在杀伤肿瘤细胞的同时，对正常组织也有不同程度的损害。加强营养对促进组织的修复，提高治疗效果，减轻毒、副反应有重要的作用。因此在食品的调配上，注意色、香、味，少量多餐。加强对患者及家属营养知识宣教，多制订合理的膳食计划，为其提供高热量、高蛋白、高维生素、营养丰富易消化的流质或半流质饮食。禁食生冷、油腻、煎炸食品，多食蔬菜水果以保持大便通畅，防止便秘，以减少肛周感染的机会。放疗引起的腹泻，宜进少渣、低纤维饮食，避免吃产气食品如：糖、豆类、鲜牛奶、碳酸类饮料。严重腹泻时，要暂停治疗并给出要素膳或完全胃肠外营养。放疗期间应鼓励患者多饮水，3 000 mL/d，以增加尿量，使因放、化疗所致大量有害物质排出体外。骨髓抑制早餐可食用桂圆红枣粥：桂圆 15 g，红枣 10 枚，粳米 100 g 煮粥，有补益心脾，养血安神益五脏的功效。

3. 密切观察血象变化

放疗期间患者常有白细胞、血小板减少，一般每 2 周验血常规 1 次；对照射扁骨或腹腔的患者应每周 1 次以上检查血象。对大面积照射的患者，要每周验血常规 2 次；若白细胞下降至 $3 \times 10^9/L$，暂停放疗给予升白细胞药物支持，如口服利血生、鲨肝醇、维生素 $B_{12}$ 等，皮下注射升白能、惠尔血、吉粒芬等；若白细胞低于 $1 \times 10^9/L$，应采取保护性隔离措施。

4. 照射部位皮肤护理

由于患者白细胞降低，正常情况下的皮肤天然屏障作用就会减弱。尤其放疗患者保护照射野皮肤对于预防皮肤反应有重要作用，照射野可用温水和柔软毛巾轻轻沾洗，局部禁用肥皂擦洗或热水浸浴；局部皮肤禁用碘酒、酒精等刺激性消毒剂，避免冷热刺激如热敷、冰袋等，照射区禁止剃毛发，如需剃毛发宜用电动剃须刀，防止损伤皮肤造成感染，照射区皮肤禁做注射点。外出时防止日光直射，应予遮挡。局部皮肤不要挠抓，皮肤脱屑切忌用手撕剥。患者宜选用全棉柔软内衣，床单保持平整，干燥，清洁。皮肤皱褶处如腋窝、乳房下、腹股沟、外阴及肛周等，应保持清洁，用温水擦洗 1 ~ 2 次 /d，待干后涂爽身粉。每日便后清洁肛周，并用 1：5 000 的高锰酸钾坐浴，保持局部皮肤清洁、干燥，预防肛周感染。保持照射部位皮肤清洁干燥，尽可能暴露；保持照射部位标记清晰完整，避免照射部位皮肤受机械物质刺激，如粗糙毛巾、衣领摩擦等，禁贴胶布或涂刺激性药物，勿用肥皂擦洗，避免阳光照射，禁用热水袋。忌用手抓痒或搔刮皮肤，头颈部皮肤可用柔软光滑的丝绸巾保护。

5. 避开金属物

进放疗室不能带入金属物品，如手表、钢笔、金属头皮带等，头颈部放疗者治疗前应去除金属牙齿。

6. 做好口腔护理

放疗中嘱患者戒烟、酒，避免粗糙食物。保持口腔清洁，每日进食后用生理盐水漱口，用软牙刷刷牙，勿用牙签剔牙。注意观察口腔情况，防止食物残渣在口腔中发酵繁殖细菌。当患者出现口腔溃疡时，用 0.5% 甲硝唑 250 mL 加庆大霉素 8 U 反复含漱，停用牙刷刷牙，改用棉签蘸生理盐水擦拭牙齿，并在溃疡处涂抹溃疡糊、锡类散 3 ~ 5 次 /d，进食前口腔用表面磨碎药（0.5% 的卡因溶液含漱），以缓解口腔疼痛。鼓励患者坚持进食，使患者认识到在容易感染的危险阶段营养支持的重要性。

7. 出血的预防及护理

当血小板低于 $50 \times 10^9/L$ 时，有自发性出血倾向。观察患者皮肤黏膜有无出血点及其分布情况，禁止热敷，尽量减少一些侵入性操作。护理人员进行各项护理操作应按严格无菌消毒原则，动作轻柔，穿刺准确无误，防止反复穿刺造成皮下瘀斑或血肿，给患者注射拔针后要压针眼 3 ~ 5 min，静脉注射时止血带不宜过紧，时间不宜太长。及时观察有无内脏的出血，注意观察患者大小便颜色、性质。当患者出现剧烈头痛，喷射性呕吐，烦躁不安时，应及时报告医生，并随时做好抢救治疗的准备。

8. 补血及营养支持疗法

近年来发现粒细胞 - 巨噬细胞集落刺激因子，或粒细胞集落刺激因子可刺激多能造血干细胞向粒、巨噬系祖细胞分化，从而提高外周血中粒细胞数。一般在化疗后 48 h 给集落刺激因子。骨髓抑制的患者若有出血倾向应及时输新鲜血、血小板，应及时输注营养药物，如：人血白蛋白、氨基酸，口服鲨肝醇、利血生等促进造血功能恢复。

## 三、放疗并发症及护理

1. 皮肤反应

一般将放疗引起的皮肤反应分为 III 度。

Ⅰ度干性反应（也称干性皮炎），表现为照射区内的皮肤红斑、色素沉着、局部烧灼感、刺痒、毛囊扩张、脱屑（干性脱皮）等。一般无须特殊处理，休息 7 d 左右可恢复。

Ⅱ度湿性反应（也称湿性皮炎），表现为照射区内的皮肤充血、水肿、水疱形成、表面皮肤脱落、渗出，局部烧灼样感，轻微疼痛。此时应停止放疗，局部皮肤暴露，保持干燥、清洁，外涂 1% 甲紫或贝复剂，一般 10 d 左右可恢复。

Ⅲ度：放射性溃疡，表现为溃疡加深，累及皮下及深层组织，伴有疼痛，经久不愈，往往需外科切除溃疡，植皮修复。

2. 全身反应

表现为乏力、食欲减退、恶心、呕吐、食后胀满等，此时应给予心理支持，鼓励进食，多饮水，并给予对症处理。放疗还可引起骨髓抑制，常见的是白细胞和血小板减少。当白细胞 < $3 \times 10^9$/L，血小板 < $100 \times 10^9$/L 时，应暂停放疗，给予升白细胞药物，必要时给予输血。如血象继续下降，要采取保护性隔离，预防感染和出血，密切观察血象变化。

3. 黏膜反应

常见于头颈部放疗，可涉及鼻腔、鼻咽、口腔、咽喉部黏膜，表现为黏膜充血、水肿，上皮脱落，形成白膜，甚至发生散在的或大片弥散的黏膜溃疡，局部干燥、疼痛，影响进食。应嘱患者保持口腔清洁，用漱口液含漱 5 次 /d，尤其饭后、睡前，根据黏膜反应程度，可增加漱口次数。宜食清凉、清淡软食，勿食过硬、过热、过冷食物。忌辛辣刺激性食物，如因局部疼痛影响进食者，进食前可用 2% 利多卡因喷雾或含漱止痛。口腔喷药：西瓜霜、双料喉风散、金黄散等。口服清凉解毒类药物：牛黄解毒片、清宁丸、六神丸等。

4. 内脏反应

（1）放射性食管炎：常见于食管癌、鼻咽癌、肺癌放疗中。患者出现胸骨后烧灼感，吞咽困难，不敢进食，随放疗剂量的增加而加重。可口服黏膜保护药物：氢氧化铝凝胶、思密达，食用牛奶、鸡蛋清也可起到对食管黏膜的保护作用。进食疼痛者可给予黏膜表面麻醉剂；0.25% 普鲁卡因 100 mL + 庆大霉素注射液 16 万 U + 地塞米松注射液 5 mg，于每次进食前 10 min 口服 10 mL。宜少量多餐，忌坚硬、刺激性食物，食物温度以 40 ~ 42℃为宜。密切观察有无食管穿孔和出血的症状。必要时补液。

（2）放射性肺炎：表现为干咳或有泡沫痰，偶见咯血，不规则低热，呼吸困难。一旦发生应停止放疗，给大剂量抗生素加糖皮质激素联合应用，保持呼吸道通畅，气急时给予氧气吸入，卧床休息，注意保暖。

（3）放射性直肠炎：常见于盆腔肿瘤的放疗，表现为大便次数增多，里急后重，黏液便、血便。给予对症治疗：复方苯乙哌啶 1 片，3 次 /d，口服，多数能恢复。超剂量照射者有并发直肠狭窄和穿孔的可能。

（4）放射性膀胱炎：表现为尿频、尿急、腰背部酸痛，严重者伴血尿，因此盆腔照射前应保持膀胱充盈，减少全膀胱受到照射。放射性膀胱炎属放射性反应，在此基础上，易出现细菌、真菌感染，可口服诺氟沙星等抗生素预防性治疗，适当多饮水，轻者经对症治疗后可恢复，严重者必须停止放疗。

5. 后期反应

机体受照射部位数年后会出现一些不可恢复的慢性反应，称之为后期反应。一般都有纤维细胞和其他结缔组织的过度生长，形成广泛的纤维化，还有内皮细胞的损伤最终造成血供减少及器官特异功能的缓慢丧失。放疗的原则是最大程度杀灭肿瘤，最大程度保护正常组织。但只要进行放疗，就有发生正常组织放射损伤的机会，根据不同放射部位可出现不同反应，如放射性脑病（放射性脑软化、脑萎缩、脑坏死）、放射性脊髓炎、放射性白内障或眼底受损、放射性骨坏死、不育、内分泌障碍等，这些反应往往是严重的不可逆的，治疗棘手。对这些患者要做好心理护理。

放疗后的肿瘤患者感觉虚弱和易于疲劳，在此期间必须注意休息，注意保养身体和保持营养物质和液体的充分摄入，待逐渐恢复后，可适当调整作息时间，选择最适合自己的运动项目，如体操、散步、太极拳等，坚持锻炼，天长日久，对身体康复有一定作用。

# 第二节　肿瘤热疗的护理

随着医学的不断发展，肿瘤全身热疗已成为一个继肿瘤治疗4大方法（手术、放疗、化疗、免疫）之外的第5大治疗方法，具有诱导肿瘤细胞凋亡、直接杀伤肿瘤细胞，增强化疗、放疗疗效，抑制肿瘤血管形成和转移倾向，刺激免疫系统和骨髓保护等作用。它为晚期恶性肿瘤患者提供了新的治疗手段和生存机会。

## 一、热疗方法

术前按热疗要求做好准备工作，热疗采用 ET–SPACE–Ⅰ肿瘤全身热疗系统，在全身麻醉下，通过红外线照射，人为升高体温到41.8℃，整个热疗过程持续6 h，包括升温1.5 h，恒温3 h，降温1.5 h。其间持续静脉补液，监测动脉血气情况和血清离子浓度。在达到恒温时给予一次化疗药物（所用药物种类及剂量根据患者具体情况确定）。术后给予营养支持，维持水电解质平衡，并根据病情给予相应对症处理。

根据热疗前后影像学检查对比及临床症状的观察判断，肿瘤体积缩小，临床症状消失或缓解视为有效；肿瘤体积无变化，临床症状无缓解视为无效。白血病患者疗效评价根据骨髓细胞学检查结果确定。

## 二、热疗前的护理

### 1. 治疗前的准备

患者在签字同意行全身热疗后，进行术前的必要准备：3 d前进无渣流质饮食，12 h前开始禁食水，清晨行清洁灌肠，导尿并留置尿管。检查心电监护仪和呼吸机是否能正常运转，呼吸机的各种配件是否齐全并安装到位，完整、准确记录患者的各项生命体征。术前的心理护理也非常重要，告知患者热疗的目的、方法、注意事项、如何与医生配合，从国内外开展热疗的经验看，严重并发症少见，对晚期恶性肿瘤有较好的疗效，且与放、化疗之间有协同作用，将这些常识对患者进行宣传，尽量减少患者对治疗的顾虑。

### 2. 心理护理

患者思想负担较重，多数存在抑郁、焦虑情绪，加上对热疗缺乏了解，容易产生恐惧及怀疑心理，这些不良情绪可通过中枢神经系统影响内分泌及免疫系统，从而影响热疗的效果和疾病的恢复。针对这种情况，护理人员在热疗前安排1 h与患者进行交流，就热疗的目的、意义、过程对患者进行全面介绍，并听取患者提出的问题，给予必要的解释。交流中注意观察患者情绪，设法了解患者的实际顾虑，给予劝解，从而减轻或消除患者的不良情绪。通过观察发现，交流效果较好，术前情绪稳定的患者，在热疗过程中对治疗的配合度较好，术后精神状态及病情恢复均较快。说明良好的心理护理对热疗后病情恢复有促进作用。

### 3. 肠道准备及留置导尿

热疗患者需全身麻醉，且因高热影响，易出现大小便失禁。因此热疗前需行肠道准备及留置导尿。治疗前1 d嘱患者进无渣流质饮食，给予缓泻剂（如番泻叶代茶饮）；热疗前晚20：00后禁饮食，21：00给予温盐水清洁灌肠；术前2 h再给予温盐水清洁灌肠。对于消化道肿瘤患者，根据其疾病情况调整方案，例如消化道梗阻的患者不应用缓泻剂；胃肠动力差者在治疗前2 d开始进无渣流质饮食；结（直）肠癌患者清洁灌肠时应轻柔，密切观察，防止肿瘤受机械刺激破裂出血。

### 4. 静脉通路准备

热疗中须大量补液，术前准备2条以上静脉通路。因患者一侧上肢需监测血压，对侧需行锁骨下深静脉穿刺监测血气、血清离子浓度及中心静脉压，故热疗前置两下肢静脉留置针，留置静脉导管。热疗中需大量快速补液，应选用较粗针头，以免影响补液速度。

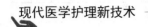

### 三、热疗过程中的护理

1. 建立静脉通道，安置深静脉置管，以便补液及监测中心静脉压

留置尿管并准确记录每小时尿量。协助麻醉师对患者实施气管插管，静脉使用全身麻醉药物，观察患者在治疗过程中血压、呼吸、心率、体温的变化，并随时协助麻醉师对患者出现的各种异常情况进行处理，如心律失常、低血压等。

2. 恢复期的护理

患者结束热疗后的前 24 h 是护理最关键的时期，如能平稳地渡过这段时期，患者的治疗即可以获得基本成功。首先，结束热疗后协助麻醉师将患者送入重症监护室。其次，是对患者进行严密的观察。观察的重点内容是患者的生命体征，并注意热疗后患者生命体征变化的规律。患者的体温由高热逐渐下降至正常，如果持续不降，则为异常情况，应及时汇报医生进行处理。心率在治疗阶段会有较大幅度的升高，但治疗后随着体温的逐渐下降，心率应逐渐下降至正常。若体温恢复正常后心率仍未恢复正常，则可能属于异常，如患者因高温脱水后血容量不足既可以引起心率持续不下降。血压无论是治疗阶段还是在恢复期均应维持在一定的正常水平（ > 100 mmHg，或至少维持在其基础血压的水平），血压过高或过低均可能对患者的恢复造成不利的影响。呼吸的频率和强度也是观察的重点内容，在治疗阶段由于麻醉药物的作用，患者的自主呼吸可以完全消失，治疗后麻醉药物的作用逐渐消失，呼吸应逐渐恢复正常，一般呼吸的恢复先于神志的恢复，在呼吸的恢复过程中，应随时根据自主呼吸的恢复程度及时调节呼吸机的各项参数。神志的改变随着麻醉药物的作用逐渐消失，应逐渐由昏迷转为清醒，如超过麻醉药物的作用时间后仍没有按时恢复清醒，则应及时汇报医生进行必要的处理。第三，注意呼吸机和气道的管理，随时观察患者的呼吸道有无痰液阻塞，及时吸痰，患者应采取去枕平卧位，头部偏向一侧，以避免患者因恶心、呕吐导致吸入性肺炎。第四，随时根据患者的病情变化协助医生进行各项处理，如补充血容量、应用抗生素、处理低血压等。

### 四、热疗术后护理

1. 保持正确体位

按照全身麻醉后护理要求，术后去枕平卧 6 h，头偏向一侧，保持呼吸道通畅，如患者病情允许，6 h 后协助患者进行床边活动。由于热疗过程中要应用大剂量化疗，而多数化疗药物可引起强烈的胃肠道反应，因此热疗中给予足量止吐药物。如发现患者出现恶心等情况，及时告知医生，遵医嘱给予止吐药物，密切观察，一旦发生呕吐注意保持呼吸道通畅。

2. 严密观察病情变化

给予心电监护，监测呼吸、脉搏、血压至平稳。由于热疗极消耗身体功能，对于老年患者尤其注意，以免发生心肺意外。同时针对不同疾病分别重点观察某些症状体征，如肺癌患者密切注意气道分泌物有无鲜血，并注意鉴别气管插管黏膜损伤渗血和肿瘤破裂大出血；肝癌肝硬化患者常伴胃底—食管静脉曲张，密切观察有无呕血，防止发生曲张静脉破裂；肾癌、膀胱癌患者注意尿液颜色，观察有无尿道出血等。热疗患者在逐渐清醒的过程中易出现烦躁不安、四肢频繁活动，甚至突然翻滚挣扎，出现意外。这可能与高热后感关节肌肉酸痛不适且意识未完全恢复不能自控有关。因此热疗后需密切观察患者意识状态，如发现患者表情痛苦，手足舞动，及时告知医生处理；烦躁明显者可遵医嘱给予镇静剂，但给药后须密切观察患者呼吸，以免发生呼吸抑制。

3. 监测体温变化

热疗后余热未能全部散出，体温波动明显，热疗后每 15 min 测体温 1 次至平稳。热疗后患者出汗较多，予及时擦拭、更换被服。如果体温超过 38℃，尽量采用冰袋、冰帽物理降温，不用解热镇痛药。

4. 预防烫伤

热疗的主要并发症之一即为皮肤烫伤，且易出现迟发反应。患者回病房后立即对全身皮肤进行仔细检查，记录已出现烫伤的部位、面积及烫伤程度和皮肤发红可能出现迟发烫伤的部位和面积，然后立即进行处理。用冷水毛巾湿敷皮肤发红处及最易出现烫伤的双大腿内侧、颈椎部、胸部、双上肢肘部；对已出现烫伤的部位采用烤灯照射，促进干燥吸收；尽量不用烫伤膏，以免发生感染。热疗高热易损伤角膜，因此术后立即用无菌纱布沾生理盐水擦拭眼睛，涂眼药膏，以防余热对眼睛的损伤。

5. 皮肤护理

热化疗后患者皮温高、消耗大，皮肤极易出现压疮。建立翻身卡，协助患者翻身，每 15 ～ 30 min 一次，保持床铺整洁，勤更换被服。对易出现压疮的足跟、骶尾部给予勤按摩；对贴在皮肤上的胶布或电极片，用生理盐水浸湿后缓慢剥离，以防撕裂皮肤。

6. 静脉导管的护理

密切观察局部有无渗血、渗液，导管有无堵塞、折叠，保持静脉导管通畅。每 2 d 插管处消毒 1 次并更换保护膜。

7. 营养及饮食指导

热疗后患者消耗大，出汗多，易出现水、电解质失衡，及时静脉给予足够的碳水化合物、蛋白质、氨基酸、脂肪及维生素类，并保持一定的晶胶比例。6 h 后指导患者进高热量、高蛋白流质饮食，逐渐改为半流质至普食。

全身热疗是一种新的治疗晚期恶性肿瘤的有效手段，由于其治疗手段较为特殊，且需要在全身麻醉下进行，因而其护理措施相对较多且复杂，对护理提出了新的挑战。护理措施成败的关键是保证患者各项生命体征在高温状态下以及逐渐由高温过渡到正常体温的过程中始终维持相对稳定的水平。因此，对生命体征的观察应贯穿在整个治疗和恢复过程中。

# 第三节　生物化疗的护理

肿瘤生物治疗（biotherapy）是近年来发展利用生物高科技技术治疗癌症的新方法，其中包括免疫治疗（抗体、T 细胞、细胞因子等）、基因治疗、DNA 治疗、干细胞治疗、激素治疗、诱导分化及凋亡治疗、阻断肿瘤新生血管及双磷酸盐等治疗。生物化疗（biochemotherapy）是指生物治疗与化疗相结合的方法，是目前肿瘤治疗的新动向之一。多种生物化疗方案在临床已取得成功或正在试验，如 5-Fu 合用左旋咪唑作为大肠癌术后的标准方案，被誉为近 20 年肿瘤治疗的重大进展之一。

## 一、生物化疗治疗的种类

1. 应用单克隆抗体进行生物化疗

利用单克隆抗体治疗 B 淋巴细胞瘤、Dukes'C 期结肠癌及乳腺癌近几年取得重大进展，且抗癌作用与抗体剂量直接相关。

2. 应用淋巴细胞进行生物治疗

近年来，以淋巴细胞为主要效应细胞的过继性免疫治疗在临床应用中取得了一定的进展。20 世纪 80 年代后期，国外应用 LAK/IL-2 治疗的晚期肾癌和黑色素瘤，有效率分别为 33%、23%。利用淋巴细胞与化疗、放疗相结合治疗大肠癌、胃癌、肺癌等肿瘤，能够提高治疗反应率，减少化疗副作用，减少术后复发及转移，提高生存率。

3. 应用细胞因子进行生物化疗

在细胞因子疗法中，$\alpha$ - 干扰素（IFN-$\alpha$）是应用最早、最广、最多且疗效最肯定的细胞因子群。IFN-$\alpha$ 能通过多种途径直接和间接发挥抗癌作用，包括抑制肿瘤病毒的繁殖及转化、肿瘤细胞增殖，增强肿瘤杀伤细胞活性、诱导分化、调节表面抗原等，已经证实 IFN-$\alpha$ 在毛细胞白血病、卡波肉瘤、慢性髓性白血病、B、T 细胞淋巴瘤、恶性黑色素瘤，复发性骨髓瘤，肾细胞瘤综合治疗中，能提高治疗反应，减少化疗前用量，延长生存期，改善生活质量。在肿瘤治疗中运用较多的集落刺激因子主要是 G-CSF、GM-CSF，有人认为在集落刺激因子支持下，可增加 20% ～ 25% 的化疗剂量。

4. 应用基因治疗进行生物化疗

20 世纪 90 年代初，生物治疗发展到基因治疗阶段，其主要方法包括细胞因子基因疗法，多药耐药基因方法，基因置换或补充、反义核苷酸技术用于抑制癌基因的表达，迄今已有 4 000 项以上的基因治疗临床经验。

5. 应用维 A 酸进行生物化疗

使用维 A 酸作为诱导分化及凋亡的药物对急性早幼粒细胞白血病、皮肤癌、宫颈癌等有明显效果。研究表明维 A 酸可通过改变细胞因子表达系统影响细胞对化疗药物敏感性。

6. 应用骨髓移植或外周血干细胞移植进行生物化疗

外周血干细胞移植（PBSCT）、骨髓移植（BMT）并用大剂量化疗的生物化疗方法始于 20 世纪 80 年代初。其中成功的例子是急性白血病、慢性粒细胞白血病、多发性骨髓癌，对于慢粒，这是唯一可治愈的方法。这一方法对实体癌如小细胞肺癌、乳腺癌、生殖细胞癌、卵巢癌较常规化疗能提高治疗的有效性。

## 二、生物化疗护理中的注意事项

生物化疗是作为肿瘤综合治疗的新方法之一，但由于该项治疗方法过程复杂，无论是化疗还是生物治疗都存在一定的毒副作用，这就对肿瘤专科护士提出了更高的护理业务要求。

1. 宣传生物化疗的治疗意义和重要性

恶性肿瘤的形成和发展与机体的免疫功能密切相关。已表明，化疗效果差，毒副作用大，致使许多患者难以顺利完成全程化疗而生物化疗能明显提高患者的免疫功能，杀伤肿瘤细胞，减少化疗的毒副反应，提高患者的生命质量。目前临床推广应用的生物因子较昂贵，接受生物治疗的患者尚不普遍，但更主要的原因是许多患者对生物治疗的作用和意义一无所知或一知半解，这就要求护士在工作中积极广泛宣传生物治疗的有关知识，劝说和协助患者接受生物化疗。让患者了解生物化疗的治疗意义。

2. 注重发挥协调作用

通过为患者提供热情主动的各种护理服务，建立融洽的护患关系，并协助医生处理好医患关系，以保证整个治疗计划的圆满完成。

3. 治疗前评估

护士在治疗前对病员情况要充分了解：既往治疗史和发病史，现行治疗计划，患者对治疗计划的态度，体检结果（心、肺、神经系统）和实验室化验结果（肾功、肝功和血象指标等）。

4. 生物因子制剂的准备

一般配制原则和给药方式与化疗相似。许多生物因子制剂需低温保存，有效期较短，勿使用过期制剂。无菌操作，现配现用，注射前核实急救药品是否到位。

5. 加强治疗后的观察和处理

及时发现和处理生物治疗中的副反应可明显减轻患者痛苦，增强完成整个疗程的信心。护士必须熟知可能发生的副作用，做到随时发生随时处理，对有关副作用的类型、起始时间、严重程度和疗效应常规记录在案，同时让患者及家属充分了解所用生物因子的副作用。

6. 鼓励患者自我护理

有的制剂需要患者自己口服或出院后应用，这就需要向患者详细介绍制剂的贮存和运输方式，用药时间、途径和注意事项，要解释可能发生的副作用。

7. 开展必要的护理临床研究

目的在于提高生物治疗的护理水平，特别注意研究防治生物治疗副作用的有效护理措施。

## 三、生物治疗副作用的护理要点

生物治疗是指应用各种生物反应调节因子对恶性肿瘤所进行的治疗，它存在着疲劳和流感性等多种副作用。

1. 一般症状的护理

（流感样症状）发热、寒战、头痛、肌肉酸痛。如患者发热达 39℃以上，安慰患者，遵医嘱给予降温治疗，采取酒精擦浴或冷敷等物理降温措施，鼓励患者多饮水，加强营养，必要时遵医嘱给予解热镇痛治疗。为了防止流感样症状的发生，取回细胞或疫苗必须立即使用，在夏季要注意防止细胞受热死亡。在输入细胞前要充分摇匀，以防细胞聚集凝结，尽量要在 15～30 min 内输注完毕，而且不能与其他药液混合输入。

2. 心血管系统症状的护理

在治疗期间极少数患者可能发生心律失常，多为房性期前收缩。①此时护士要严密监测患者心电图变化，发生异常，迅速描记留案，及时报告医生。根据心律失常的类型和严重程度决定是否停止治疗，并给予及时的对症纠正治疗。②低血压：在患者输入淋巴细胞或注射生物制剂期间有不适症状时，应 30 min 监测血压 1 次。若出现低血容量低血压应及时补充血容量，不是低血容量低血压可用多巴胺升压。

3. 呼吸系统症状的护理

个别患者可能出现呼吸困难，咳嗽、哮喘，若不及时处理可能发展为肺水肿，此时，护士要严密观察患者呼吸次数，若呼吸 ≥ 40 次 /min，就要及时报告医生保持呼吸道通畅，给予氧气吸入及解痉止喘处理，有哮喘病史的患者要慎行生物治疗。

4. 胃肠道症状的护理

个别患者有恶心、呕吐、腹泻、食欲不振等反应，给予安定口服，灭吐灵肌注缓解症状，腹泻致脱水时及时补充电解质。

5. 泌尿系统的护理

一般为一过性肾损害，尿量减少，尿素氮及血肌酐有所升高，记录 24 h 出入量，停止治疗，肾功很快恢复。

6. 神经系统的护理

观察有无失眠、多疑、兴奋、怠倦症状，及时发现及时处理，避免外界刺激，加强心理护理，建立良好的社会支持系统。

7. 皮肤症状的护理

可出现皮肤慢性瘙痒、红斑，用苯海拉明等抗组织胺药，也可用止痒霜涂擦，防止自身的机械性抓伤。

8. 血液系统的护理

可出现血小板下降，嗜酸性粒细胞升高，护士应观察有无牙床出血、鼻衄、瘀斑，过度疲劳。停止治疗自行恢复正常，严重者可予成分输血。

9. 表浅静脉炎的护理

给予热敷后沿静脉走向涂擦喜疗妥软膏，促进炎症吸收，防止蔓延。生物治疗最严重的是呼吸循环系统的并发症，其机制是大量生物制剂进入体内，诱发机体释放 IFN、TNF，激活补体系统及效应细胞产生活性物质，使毛细血管通透性增加，组织间隙水肿，有效循环血容量减少，全身血管阻力下降，以致血压下降，冠状动脉内灌注不足，引起心肺、肝、肾的一定损害。所以，在生物治疗的护理过程中，护士应密切观察患者有无呼吸循环系统并发症的发生，护士必须掌握发生呼吸循环系统并发症的原因及应急抢救措施，提高生物治疗的护理水平。

# 第四节　介入治疗的护理

介入放射学是近年来在影像诊断学基础上发展起来的一门临床科学，它是借助影像监视的一种新的治疗方式，特别是肿瘤介入治疗已取得瞩目的成果。介入治疗术是目前治疗晚期无法手术切除的恶性肿瘤的一种首选疗法，它具有创伤小、操作简单、重复性强、插管位置准确、安全、并发症少和疗效高等优点。术前、术中及术后护理是介入治疗的重要环节，直接影响介入治疗能否顺利进行，预防或减少并发症的发生，对术后的疗效也很重要。

## 一、介入治疗术前准备

### 1. 导管室环境准备

介入治疗为无菌操作，要求导管室清洁、整齐，空气消毒指数达Ⅱ类环境要求，每次介入前将室内清扫干净，地面、桌面用有消毒液的抹布擦净。

### 2. 器械及药物准备

由于介入治疗是直接进行血管内导管的操作，对无菌技术要求更加严格，不允许有丝毫的致感染因素，对术中所用器械必须彻底灭菌，并检查其质量，以防发生折曲、断裂等意外。一次性用品如注射器等物品准备充足，另外导管室内必须备有常用急救药品、器材，并定期检查，以备急用。准备好一次性穿刺针、各类型导管、微导管及消毒器械、敷料、明胶海绵等。核对化疗药品是否准确无误，是否签订手术协议书。

### 3. 患者的术前准备及护理

①详细了解病情，全面评估其心理、健康状况，制定适合个体化的护理计划，与术者一起讨论手术过程及可能出现的情况和意外。查阅化验单，注意肝、肾功能及血红蛋白，血小板、出凝血时间、血糖、体温、血压，查心电图报告单，了解心脏情况，对病情做到心中有数。训练患者练习床上大、小便。②皮肤准备术前一天，双侧腹股沟、会阴部备皮。如有糜烂、过敏、皮脂腺囊肿等应及时处理，以保证手术正常进行。同时注意检查穿刺部位远端动脉搏动情况，做记号，便于术中、术后对照。③药物过敏试验：由于目前所使用的离子型和非离子型造影剂均可发生不良反应，因此，行碘过敏试验前应详细了解患者有无诱发不良反应的危险因素，包括肾功能不全、糖尿病、哮喘、荨麻疹、湿疹、心脏病、造影剂过敏史、其他过敏性疾病或药物过敏史等，对有危险因素的患者，应谨慎做过敏试验，对有过敏史的患者尽量使用非离子型造影剂。

### 4. 心理护理

介入疗法是一门新兴技术，患者和家属对此项技术及化疗药物的毒性、不良作用都了解不多，易产生疑虑、担忧和恐惧心理，因此治疗前必须向患者介绍介入动脉化疗灌注疗法的原理、优点、不良反应、并发症以及化疗药物不良反应的预防和处理措施，使患者认识到术后各项措施的重要性。让患者知道治疗是安全可靠的，取得患者信任，使其具备良好的心理状态配合治疗，树立其战胜疾病的信心。对患者的心理做出正确的评估是实施个体化患者教育计划的前提，患者常见的心理问题包括：焦虑、恐惧、忧郁、多疑、对手术期望值过大等，这些心理造成患者术前过分关注手术的安全性、有效性，该项手术尤其需要患者的密切配合与主动参与，才能取得好的效果。因此，护理人员应重视做好患者的心理疏导，消除各种心理问题，以争取患者的积极配合。

## 二、介入治疗术中护理

### 1. 术中配合

给患者摆放正确体位，协助医生暴露手术野并配合皮肤消毒。备好一切所需物品，术前认真检查导管、导丝的质量，防止术中出现断裂、脱落、漏液等。严格无菌操作技术，熟悉手术程序，根据手术需要准确、主动地传递物品，密切配合医生、技师做好台上台下的各项工作，随时关注手术进展，尽量缩短手术时间。

### 2. 病情观察及患者的护理

①严密观察患者的神志及生命体征，注意造影剂引起的反应及灌注栓塞治疗时的反应。②由于患者体质虚弱，机体耐力差，营养不良，在介入栓塞治疗中，因化疗药物的浓度高可刺激会出现恶心、呕吐等不适症状，对有呕吐患者，指导及帮助其头偏向一侧，避免呕吐物呛入呼吸道引起窒息或吸入性肺炎，遵医嘱给予止呕药物，使症状缓解。③术中密切观察穿刺肢体动脉搏动情况、肢体温度、皮肤颜色是否有改变，发现异常及时处理。导管拔出后穿刺点局部压迫 20 min，若患者消瘦，皮下脂肪疏松，

出、凝血时间延长，压迫时间应延长，解除压迫后用弹力绷带包扎。注意观察患者对造影剂是否有过敏现象，如头痛、头晕、荨麻疹、灼热感、心慌不舒适、血压下降，以及对化疗药物是否有恶心、呕吐等不舒适现象，如有应及时报告并做出处理。对术中的病情变化、用药及抢救情况，也应做详细地记录。

3. 介入治疗过程中心理状态的观测

介入治疗是在患者完全清醒的状态下进行的。因此，术中应注意观察患者的情绪，不断与患者交谈，解除其心理障碍，调动患者自身的积极因素，树立战胜疾病的信心，使患者能主动配合完成治疗。

4. 注碘剂时观察患者的不良反应

患者术前虽然碘试验阴性，但术中造影剂剂量大，往往出现恶心、呕吐、头晕等不适症状，此时嘱患者不必紧张，张口做深呼吸，并嘱其将头偏向一侧，避免呕吐物呛入呼吸道导致窒息及吸入性肺炎。帮助患者擦干头面部汗液，同时安慰患者放松紧张情绪，尽量减少造影剂用量，或选用非离子型造影剂，并严格控制造影剂注射速度，术中加强观察，一旦发现异常，立即停止注入造影剂，并根据出现的反应，立即给予相应处理。

5. 灌注药物及栓塞剂过程的观察

大多数晚期癌症患者由于体质虚弱，机体耐力差，营养不良，加上栓塞程度和体积比例上升，在介入栓塞治疗中腹痛反应明显，疼痛局限，且为胀热痛，可自导管内注入利多卡因 100 mg，可缓解或暂时减轻疼痛。同时密切观察生命体征。

6. 术中预防血栓形成

动脉插管易损伤血管内膜，化疗药物刺激血管壁引起管壁发炎、增厚、管腔狭小、血液黏性改变，均会导致血栓的形成。因此每次向导管内注药或肝素盐水、造影剂时应先回抽，以防微小栓子进入血管，并保持导管肝素化，每 5 ~ 10 min 向导管内注入肝素盐水 5 ~ 10 mL。

## 三、介入治疗术后护理

1. 穿刺点的监护

介入治疗术毕，穿刺点压迫 15 min 后加压包扎，穿刺侧肢体保持伸直，术肢制动 12 h，卧床 24 h，密切观察穿刺部位有无出血及血肿。保持穿刺点干燥，预防感染。

2. 穿刺侧肢体的观察

密切观察下肢末梢血运情况是及早发现股动脉栓塞及明确栓塞程度的重要依据。15 ~ 30 min 巡视病房 1 次，观察足背动脉有无减弱或消失，皮肤颜色是否苍白及温度是否下降，穿刺侧下肢有无疼痛和感觉障碍。若趾端苍白，小腿疼痛剧烈，皮温下降，肢端冰冷，感觉迟钝，则提示有股动脉栓塞的可能，应及时报告医师，给予相应措施。

3. 发热的护理

发热是机体对肿瘤内坏死组织重吸收而产生的吸收热。术后 3 ~ 7 d 内患者可有不同程度的发热，应密切观察体温变化，补液抗感染治疗，预防感染。发热时需注意室内空气流通，并注意保暖，出汗多时，及时更换衣裤、被褥，保持皮肤清洁，鼓励患者多饮水，必要时报告医师适当使用退热药。

4. 水化护理

水化连续 3 d，每天液体量在 2 500 ~ 3 000 mL，根据患者情况调节输液速度，鼓励患者多饮水，尿量要求在 3 000 mL 以上，同时加维生素类、止血药、止吐药。

5. 饮食护理

鼓励患者进食易消化、高蛋白、高热量、富含维生素食物，忌油腻、油炸、辛辣食物。食物尽量适合患者口味，适当使用调味品，提高色、香、味以促进食欲。对呕吐明显者给予禁食，加强止吐、补液，以防体液及电解质紊乱。

6. 疼痛护理

动脉灌注后，疼痛的症状并不是很突出，以栓塞者多见。其原因是动脉栓塞后，引起肿瘤组织坏死，炎症刺激脏器包膜，可致局部疼痛，轻微疼痛无须特殊处理。严重疼痛排除其他隐患（如脏器、血管破裂）后，可应用强效止痛剂，减轻患者的痛苦。护理方面除常规应用止痛剂外，应加强病情变化有针对性地开展心理护理，加强心理疏导，以转移其注意力，亦可行中医针灸镇痛。

## 四、介入化学治疗药物患者不良反应的护理

### 1. 胃肠道反应

胃肠道反应是化学治疗药物常见的副作用，常表现为恶心、呕吐，尤以栓塞者表现为剧，大多在栓塞后即刻或最迟在 4 h 内出现。在介入治疗时，常规静滴恩丹西酮针 8 mg 或万维针 10 mg，并肌注胃复安、安定等对症处理，并做好心理疏导，告诉患者此症状不是病情加重，而是药物所致。也应注意口腔护理，在饮食方面应指导患者食清淡、易消化、富营养的食物。并少量多餐，注意做好家属的饮食指导并强调食物的色、香、味对患者很重要。另一方面，在每次介入治疗后采取水化治疗 1 ~ 3 d，利尿、解毒等综合措施。能有效降低化疗药物的毒副作用，可使胃肠道反应在 2 ~ 5 d 内缓解或消失。严重者可补充水、电解质，行支持疗法从而提高整体治疗效果。

### 2. 骨髓抑制

骨髓抑制是化学治疗药物如丝裂霉素、阿霉素最严重的副作用之一，要定期监测血常规，若患者出现重度白细胞、血小板减少、骨髓抑制时，除对症治疗外，护理方面应实施保护性隔离，嘱患者卧床休息并做好室内空气、物品的清洁消毒工作，加强患者皮肤和口腔护理。注意加强陪护的管理，密切监测血象的变化，告诉患者这样做的目的，做好心理护理。解除或减轻其焦虑、恐惧心理，取得配合，必要时可遵医嘱应用升白细胞药物及输新鲜血。

### 3. 防止泌尿系统损害

顺铂致肾脏损伤的发生率高，丝裂霉素亦有肾脏毒性。因此术后 24 ~ 48 h 内要准确记录尿量及颜色、性状，监测肾功能变化，应保持尿量在 20 mL/h 以上。

### 4. 听力减退及外周神经炎

许多化学治疗药物如顺铂等可出现听力损伤。因此需要经常通过与其交谈，正常音量测试患者的听力有无下降；检查患者手指、足趾有无感觉异常、麻木、腱反射消失、肌肉痉挛等。

介入手术是在患者完全清醒的状态下进行的，护理人员在术中积极配合医生进行消毒、铺巾、给药等工作，密切观察病情，发现问题立即向医生报告并积极处置。严格无菌操作，术中用药认真查对，严格执行"三查七对"，避免差错事故的发生，及时准确地配合医生完成手术。拔管后，协助医生压迫包扎穿刺点，并护送患者回病房。介入护理要求护士有高度的责任感，熟练的护理技术，严密细致地观察病情变化并及时处置。

# 第五节　中药治疗的护理

中医治疗恶性肿瘤的历史悠久，其治疗方法是运用辨证论治，调整患者脏腑功能，调节患者免疫功能，扶正与驱邪、攻与补有机结合的方法治疗恶性肿瘤。近年来肿瘤治疗除手术、放疗、化疗、介入治疗等，中医治疗越来越受到重视。但中医治疗针对性不强，结合西医进行综合治疗时，能提高疗效。

## 一、肿瘤中医中药治疗的临床应用

### （一）肿瘤中医中药治疗的适应证

（1）作为综合治疗的一部分，手术、放疗、化疗后患者体质虚弱，容易使恶性肿瘤复发、转移，配合中医中药补益治疗，可减轻放化疗的毒副作用，改善身体内环境，提高免疫功能，使患者顺利完成治疗过程，增强体质，提高远期疗效。

（2）对不适合手术、放疗、化疗的患者和肿瘤晚期患者，中药可作为主要的治疗方法。其目的是尽可能控制肿瘤，改善症状，提高生存质量。

（3）对放化疗后反应及某些功能失调的症状或病症如口干、咽燥、心烦、失眠、多梦、乏力、纳

呆、畏寒、腹胀、头晕目眩、不思饮食等，中医中药治疗比西医更适合也易被患者接受。

**（二）肿瘤中医治疗的方法**

为扶正培本、活血化瘀、清热解毒、散结消癥四大原则。

1. 扶正培本类药物

主要是提高机体细胞免疫及体液免疫功能，抑制癌细胞生长，从中医辨证论治观念出发，根据恶性肿瘤发生发展的不同时期、不同病情用不同方剂，分为益气养血、养阴生津、滋阴填精、温阳固肾、健脾胃及运脾养胃等六方面。如灵芝、冬虫夏草、六味地黄丸等有活化 T 细胞、提高机体免疫力和治疗癌前病变的作用。含多糖类的本草有免疫促进作用。

2. 活血化瘀类药物

气滞血瘀，日久不愈，形成肿块，也是形成肿瘤的机制之一。活血化瘀类药物有行气活血和益气活血的作用，主要改善微循环及瘤体缺氧状态，提高放疗敏感性，防止血小板聚集形成血栓，使癌细胞不易在血液停留。如香附、乌药、三七等。

3. 清热解毒类药物

"热"与"毒"是恶性肿瘤的重要病因病理。清热解毒类药物可抑制病毒，提高机体免疫力。如金银花、连翘等。

4. 散结消瘀类药物

有化痰散结、软坚散结作用，如牡蛎、夏枯草、海带等。

## 二、肿瘤中医中药治疗的护理

**（一）肿瘤中医中药治疗方法及注意事项**

口服煎剂是中药的主要给药方法，它需经过"煎药"和"服药"2 个步骤，才能使药物进入体内发挥作用，煎药和服药是否得当，直接影响中药效果，所以指导患者及家属掌握一定的煎服药知识是中药治疗的重要一步。

1. 药物煎剂的要领

（1）煎药的容器最好用陶制的，以免容器与药物成分发生化学反应，也可用搪瓷容器代替，不宜用金属容器。

（2）通常煎药用冷清水，加水量为高出药面 3 ~ 5 cm，最好在煎药前将药材浸泡 20 min，以利有效成分的提取。开始用大火煎，水沸后改用小火煎煮，可适当搅拌，但不宜频繁开盖，减少药液成分挥发。一般煎煮 2 次，第 2 次煎时加水量为首次加水量的 1/2 即可。

2. 煎煮中药的注意事项

（1）禁用沸水，以免药物表面蛋白质立即凝固，影响有效成分的溶出。

（2）防止药液外溢或煎干，万一煎干，不得加水重煎。

（3）煎药以 1 次加足水量为宜，煎出的药量以 150 ~ 200 mL 为宜。

3. 中药的服用时间

（1）空腹给药有利药物较快、较完全的吸收。一般适应于补益药如人参、鹿茸等。

（2）而大苦大寒、大辛大热药物宜在半空腹或饭后服用，以免空腹用药导致不适或发生不良反应。

（3）镇静安神药物宜在睡前服用。

（4）病在上焦者宜饭后服药，病在中焦、下焦者宜在饭前服药。服药视病情及药物性质而定，需在特定时间服药者，向患者及家属交代清楚，无特殊医嘱者，则以半空腹时服用为宜。心肺为上焦，脾、胃属中焦，肝、肾、大肠、小肠、膀胱属下焦。

4. 中药的服药方法

（1）一般每日 1 剂，分 2 次服用，2 次间隔时间至少 4 h。小儿减半。服药的温度一般以 40℃左右为宜。药液不可久置，以免变质。

（2）对治疗口腔或咽喉疾病的方药，医嘱常为呷服或含服。呷服是将药液一小口一小口缓慢吞服；

含服是将药液含于口中，然后再缓慢吞服。

### （二）肿瘤中医中药治疗的护理

1. 整体观念

中医认为人体是一个有机的整体，在功能上相互协调、相互为用，在病理上是相互影响的，在护理工作中要根据患者个体差异，地理、季节、气候对机体的影响程度和心理状态实施整体护理。

2. 辨证施护

通过望、闻、问、切对所收集的资料进行归纳、整理、分析、辨证而采取相应的护理措施。辨证是护理的前提和依据，施护是护理的手段和方法，辨证和施护是相互联系的，是理论与实践相结合的体现。

3. 重视饮食、情志护理

根据疾病的性质和患者的体质、食物的性味功效配制相应膳食，饮食要有节制，做到定时定量或少量多餐，食物多样化。情志的变化可引起内脏功能失调而产生病变，因此在护理中掌握患者心理状态。注意情志与疾病之间的调护。所谓情志护理是通过护理人员的语言、表情、姿势、态度、行为和气质影响来改善患者的情绪，使患者能在最佳状态下接受治疗和护理。中医情志引导有气功，肿瘤患者多练静功中的放松功，可调和气息，宁心静志；动功如按摩功、太极拳，可活络经脉，调和气血，提高抗病驱邪能力。

# 第六节　肿瘤患者的姑息护理

目前，恶性肿瘤已经成为严重威胁人类生命健康的常见病、多发病。我国现有肿瘤患者 700 万人，而且大多数患者在晚期确诊，在死前都遭受着疾病带来的痛苦。1990 年世界卫生组织（WHO）和 1996 年巴塞罗那宣言都呼吁各国政府应当把姑息护理列入国家的医疗卫生政策中。2002 年 WHO 将姑息护理定义为对那些患无法治愈的疾病患者提供积极的整体护理，主要通过预防、评估和有效控制疼痛及其他躯体症状，处理心理、社会和精神方面的一系列问题，最大可能地提高患者及其家属的生活质量。现代模式的姑息护理是全方位立体化的综合性临床服务，贯穿肿瘤护理的任何一个阶段，并不局限于一般的住院护理，它包括 3 项基本内容：控制症状、支持患者、支持家属。

## 一、症状护理

### （一）减轻疼痛的护理

国外资料显示，50% 的晚期肿瘤患者都伴有重度疼痛，其中约 20% 的患者疼痛不能缓解。因此，解决疼痛问题对于晚期肿瘤患者的生活质量的影响是很大的。

1. 影响疼痛控制的因素

（1）患者及家属方面。Ward 等在研究中指出，患者及其家属的许多思想意识直接妨碍他们向医护人员反映其疼痛等症状的程度，甚至让他们拒绝使用麻醉镇痛药品。主要表现在患者及其家属在医护人员面前从不报告或"抱怨"疼痛和不适，从而影响了医护人员对疼痛的评估。

（2）医护方面。一方面，医护人员对疼痛的观察和评估不足，认为疼痛不适是肿瘤患者不可避免的症状之一，因而，对此大都采取忽视的态度；另一方面，对麻醉止痛药的不良反应及成瘾性的错误认识，早已成为医护人员在控制疼痛过程中不使用吗啡类药物的常规理由。而大量研究和调查表明，不论麻醉剂镇痛用药剂量多大，用药时间多长，患者发生药物成瘾性仅为 1%。

2. 措施

目前控制疼痛的方法主要有 2 种，即药物控制及非药物控制。疼痛是一种主观感觉，不同人对疼痛有不同反应，同时疼痛又是一种复杂多变的现象。因此，在制定护理计划时，要认真评估并准确记录疼痛发作部位、性质、时间、程度、发作规律、可缓解药物和方法，根据患者疼痛控制程度给予不同的护理。①要相信患者提供的疼痛信息，尽量安慰患者。②遵医嘱提供适量止痛药，选用止痛效果最强、不良反应小的药物，严重时可 24 h 连续给药，常用吗啡，也可采用与其他药物联合使用。③除药物外，可采用其他能减轻疼痛的物理疗法，如松弛法、转移注意力、生物反馈等，以减轻患者肉体疼痛和心理痛苦，绝对不能让患者强忍疼痛，违反医疗的人性化护理。

### （二）营养不良的护理

肿瘤患者由于长期慢性消耗、厌食及放疗、化疗所致不良反应，如恶心、呕吐、食欲不振、口腔疾患等，因此，导致体质衰弱、营养不良。要根据患者嗜好、口味、营养需求与家属共同制订饮食计划，调剂花样品种，做一些色香味美、易消化、富有营养的饮食。鼓励患者少食多餐，并为患者创造良好的进食环境，可给予助消化药以提高患者食欲，必要时给予静脉高营养。

### （三）呼吸困难的护理

由于肿瘤疾病的进展及转移均可导致呼吸困难的发生，故应指导协助患者去除或减少诱发因素，如避免突然地增加肺活量；及时排痰避免痰液过于黏稠，并配合医师给予药物及非药物治疗，如支气管扩张剂、祛痰剂、镇静剂及雾化吸入等，并根据需求给予低流量、低浓度吸氧。对无力咳痰者可用电动吸引器吸痰，患者头偏向一侧以防误吸，有利于痰液引流，以保持呼吸道通畅。

### （四）皮肤、黏膜的护理

晚期肿瘤患者因体质衰弱和长期卧床可致褥疮发生，因此，应保持患者床单整齐、干燥，给患者定时翻身、擦浴，按摩受压部位，并做好晨、晚间护理，保持患者清洁卫生，以提高患者舒适感。对口腔疾患或不能进食患者给予口腔护理。对眼睛不能闭合者可用油纱布覆盖并定时滴注氯霉素眼药水，及时用盐水棉球擦净眼部分泌物，保持患者清洁、舒适。

### （五）疲乏的护理

疲劳是肿瘤患者所经历的一种最常见、令人痛苦、使人衰弱的症状。据报道，在接受姑息护理的肿瘤患者中，超过 90% 的患者都会出现这一症状。疲劳的处理措施与护理评估是相结合的，患者并不能经常告诉专业人员疲劳的存在。Magnusson 等发现瑞典的护士用系统的组织结构来帮助他们认识和评估患者的疲劳，而英国癌症中心的护士们使用调查问卷以评估癌症患者。疲劳评估应该鉴别使痛苦加深或减轻的因素，决定它干扰日常生活的程度，识别潜在因素，包括经历的疾病、治疗，以及在治疗过程中全身性疾病、心理疾病和其他疾病的特点。

对有留置导尿管的患者应防止泌尿道感染，对意识丧失、谵妄、躁动的患者应注意保护其安全，护理动作要轻，避免外界刺激而引起患者抽搐。

## 二、患者支持

姑息护理视患者为有需要、有尊严、有愿望的完整的个体。让患者共同参与姑息小组的决策，尊重其自主权。告知患者病情及进程，与患者商量治疗方案和护理计划，及时反馈治疗效果。应用管理、指导、安抚、照顾、交流知识和技巧，处理患者生理、心理、社会及精神等方面的问题，为患者提供必要的信息来源和社会支持。

### （一）生理舒适的支持

生理舒适是指环境、温度、光线、音响等带来的舒适。护士尽量把患者安排在单人房间，改善住院环境，满足患者的生理需求。让患者在心理上和精神上得到充分的治疗、护理和安慰，也可让患者在单人房间内实现自我的肯定，全方位为患者提供生理上的舒适。

### （二）心理护理

1. 心理支持

英国 Kubler. koss 医学博士将临终患者心理过程分为否认、愤怒、协议、忧郁、接受共 5 个阶段。对否认期患者用坦率、诚实的关怀态度仔细听他们谈话，热情支持和理解；愤怒期者允许其宣泄不满情绪，满足他们的合理要求；协议期患者尽可能减少其疼痛，给予止痛疗法；忧郁期要鼓励和支持，增加与疾病做斗争的信心和勇气；接受期者尽量不干扰，保持安静。

2. 消除自卑心理

晚期肿瘤患者受尽病痛的折磨，渴望社会关爱，希望得到亲人尤其是配偶的关怀和爱抚。他们害怕孤独，在生命的最后时光，不希望亲人离开。因此，我们可以为患者安排单人病房，允许家属或朋友陪护和探视，满足他们在生命最后时刻与亲人、朋友一起度过。医务人员和家属应协助患者树立一个明确的有意义的生活目标，并帮助使之实现。

3. 死亡教育

死亡教育是做好姑息护理的基础，直接决定姑息护理的质量。让晚期癌症患者消除恐惧、解除顾虑、掌握知识和积极配合治疗是患者健康教育的关键，使患者以积极的态度活着。国外对晚期癌症患者的死亡教育很早，而在我国，由于诸多因素的影响，许多人还不能接受，采取回避态度。因此，做好死亡教育，指导患者正确面对死亡，正视死亡，直到平静、安详而有尊严地走完人生的最后一程是姑息护理的又一重要内容。

## 三、支持家属和陪护者

在患者疾病期和死亡后的治丧期，家属和其他陪护人员同样需要支持和帮助。护士应充分评估家属在不同时期的需求，做好患者家属的护理，这也是姑息护理中很重要的方面。家属和陪护人员应加入姑息护理的队伍，在征得患者的同意下，告知家属病情和在恰当时候给患者提供有效支持；给予家属经济、法律和福利方面的支持；亲人去世后，姑息护理人员应对居丧者进行评估，制订安抚计划，并为其提供情感和社会支持。

综上所述，姑息护理作为一种新型的护理模式，能减轻晚期肿瘤患者疼痛，有效控制不适症状，给予患者和家属心理、社会和精神支持，提高其生活质量，使患者有尊严、有意义地度过余生，平静地接受死亡。由于文化观念、医疗政策、法律、经济、姑息护理教育和培训不足等障碍影响了姑息护理在我国的开展，今后还需得到政府和社会的大力支持和关心，促进我国姑息护理事业的发展。

# 第七节　喉癌的护理

喉癌是耳鼻喉科常见的肿瘤，严重威胁患者的身心健康。目前治疗以手术治疗为主，其次放疗与化疗也非常重要；手术包括全喉切除，部分喉切除及局部肿物切除。喉癌的切除，提高患者生存率的同时，也导致了患者生活质量的下降，因此患者接受手术治疗时产生心理上应激反应、恐惧焦虑等不同表现，特别对全喉切除的患者，上述表现更为突出，需要医护人员与患者沟通好，特别术前、术后护理的质量是消除患者心理反应的关键，是促进患者早日康复的必要手段。

## 一、术前护理

1. 心理护理

当患者一旦确诊为喉癌后，在很长时间难以消除心理应激反应，这种心理应激反应共性的表现为恐惧、焦虑、烦躁、抑郁，特别是全喉切除的患者，担心手术后失去讲话的能力，恐惧的心理表现得较为突出。还有一些患者担心家庭、经济及手术效果问题。这些问题绝大部分患者都会存在，只不过是认识的程度不同。作为护理人员根据患者的年龄的不同、学历不同、职务不同，向患者先讲解对疾病的认识，在解释疾病的过程中，要注意讲解的程度，尽量用"肿瘤"二字来耐心细致地讲解，避免用"癌"字来讲解，易引起患者"谈癌色变"。当患者对自己的疾病有了初步的认识和理解后，再与患者讲解手术的重要性、必要性。主题就是手术目的是提高自己的生存能力。最后把你所掌握手术、方法向患者讲清，取得患者积极的配合，为手术的成功先打下一个良好的基础。

2. 语言知识的护理

五官科方面包括眼、耳鼻咽喉，口腔三大部分，这三大部分与外科相比都显得器官小、部位特殊，但也是非常重要的器官。喉癌手术的因果关系是一种破坏正常生理的手术，特别全喉切除后会失去发音功能，部分切除也会改变发音质量，这种特殊手术而改变正常生理的情况要向患者讲明，还要解释清楚，同时也要讲明目前我国对喉手术后采取发音功能的发展，如电子喉、发音重建、食管发音等，尽可能把患者的顾虑降至最低水平。使患者能做到愉快接受这种特殊手术而树立信心。

3. 术前培训护理

喉癌手术患者一个很重要的问题就是术前培训护理。因为当患者手术后再来让患者做一些术后自我护理，有一定的困难，因为患者处于术后痛苦中，对护理人员的要求，产生厌烦，影响了手术效果，特别对患者家属培训，护理更不能忽视。要做到术前三者为目的，就是促进患者术后相互配合、相互了解、相互沟通，使患者早日康复，培训护理着重对全喉切除的患者，具体培训要点，患者本人如何表达出自己所存在问题，如对大小便示意、伤口疼痛的发生，造瘘口的分泌物阻塞和饮食的要求，对家庭培训的要点就在于配合护理人员，观察患者的表情，患者的需求，伤口的变化，如出血、气味、翻身等护理培训。

## 二、术后护理

1. 患者呼吸道生理改变后的护理

五官科大部分器官其生理作用是调节空气温度，调节空气湿度。患者进行全喉手术或部分喉的切除时，呼吸途径发生改变，一是经造瘘口，二是经气管套管呼吸，失去鼻腔、口腔的调温、调湿及清洁的功能。因此气道湿化，防止痰液结痂；还要保持室度在 22℃，湿度在 50% ~ 60%，有条件室内安装加湿器，无条件时定期向地板洒水，同时用 2 ~ 3 层盐水湿纱布，盖在患者口腔、鼻腔，气管造瘘口或气管套管口，正常要求一小时一换，但也可以根据患者病情更换。除保湿保温外，还要做好气管内定期滴入湿化液（常用生理盐水，庆大霉素，糜蛋白酶，地塞米松）并及时观察病情、湿化液，要做到保证呼吸道通畅，必要时定期输氧。

2. 吸痰的护理

掌握正确的吸痰方法是非常重要的。由于造瘘不同或气管套管不同，再加患者伤口疼痛等因素，呼吸疲劳，咳嗽反射能力下降，必须靠吸引来清理气道分泌物以保持呼吸道通畅。因此要求护理人员吸痰技术要熟练，动作要轻柔。根据患者的气道情况而选择吸引管。关键要掌握好插管的深度，一般在 10 ~ 15 cm 即可，取出时边吸边取，每次吸痰时间不超过 15 s，吸痰负压为 10.6 ~ 16.0 kPa，严禁动作粗大，以免损伤气管内膜，吸痰时要注意无菌操作，吸痰一次换一根，减少感染机会，定期清洁吸引机、引流瓶。

3. 心理护理

全喉切除后，在一段时间内会失去部分或全部的发音功能，患者无法用言语来表达自己的行为和意愿，与外界沟通发生障碍，患者常表现出情绪低落、悲观、烦躁、易怒，或听天由命的心理，丧失主观能动性，甚至产生轻生念头。医护人员应主动关心，及时了解患者的需求和心理状况，并教会和鼓励患者用手势或书面形式表达自己的意愿和要求；要了解患者的思想动态，尽可能满足其合理要求，生活上给予关照和支持，使其乐观地面对生活；了解其家庭环境及经济状况，动员家属积极与医院、医护人员配合，尽量满足患者的各方面需要，减轻患者的心理压力；在恢复期积极鼓励患者参加适量的集体健身活动，为其提供一个相互交流、相互鼓励的环境，对改善患者的心理及社会功能，使其逐步回归社会有积极作用。给患者讲解手术成功的病例，必要时请手术预后良好的患者做现身说法，使患者产生安全感和信任感，树立战胜疾病的信心。也可教给患者发音练习：首先嘱患者收腹扩胸，深吸一口气并立即用手指堵住气管套管口，先发单音如“一”“啊”等，一旦有声音发出时，再指导患者数数，先从单数开始，逐渐连贯起来，然后再发双音，每日坚持练习，一般 7 ~ 10 d 就可讲出简单的话语。

4. 鼻饲的管理及口腔护理

喉切除后的患者不能经口进食，需要鼻饲饮食，无其他并发症时，一般手术后 9 d 拔胃管。如有并发症时，根据伤口愈合拔除胃管，鼻饲的体会很关键，如病情许可取半坐位，采取少量的饮食，免得胃内容物过多而反流污染伤口，或引起吸入性肺炎。在患者伤口没全部愈合前，口腔护理是减少呼吸道感染的重要措施之一。往往个别护理人员认为口腔护理没有什么重要的，实际上口腔分泌物 0.01 mL 含有 10 ～ 16 个细菌，因此口腔护理是整个护理不可缺少的一部分。

### 三、喉癌患者饮食护理

1. 术前的饮食护理

术前对患者的饮食习惯及营养状态应全面的了解，根据血液检查的结果，观察血红蛋白、红细胞、白蛋白及球蛋白的值，配合营养师，制定手术前的营养计划；多进高营养、高维生素的食物。因手术后患者依靠鼻饲匀浆膳，匀浆膳的主要成分是牛奶，对不习惯饮用牛奶的患者，手术前应逐步锻炼饮用牛奶，或手术前添加部分口服匀浆膳，以适应手术后的膳食结果。

2. 鼻饲饮食期的护理

（1）鼻饲的时间：各种术式的喉癌患者在术后 20 ～ 24 h 内，为防止胃内容物反流污染吻合口，需暂时禁食并给予胃肠减压。排除应激性溃疡后，20 ～ 24 h 后给予鼻饲流质。恢复顺利的全喉切除患者，鼻饲流质持续到术后第 12 ～ 15 d；垂直部分喉切除以及喉裂开术的患者，胃管保留到术后第 7 ～ 10 d；声门上水平部分喉切除的患者，术后第 10 ～ 12 d 开始经口试进食，但呛咳通常比较严重，因此要适当延长鼻饲时间，直至没有明显呛咳时再拔除胃管，通常要在术后 3 ～ 4 周。

（2）鼻饲的种类：第 1 次鼻饲给予米汁 150 ～ 200 mL，观察患者反应后，再逐渐增加饮食种类。鼻饲流质种类要多样化，可选择米汁、奶、鱼汤、鸡汤、骨头汤、蔬菜、水果汁等，流质内可混入适量的馒头、面条、米饭、肉类、蔬菜等食物，用豆浆机打碎成末后鼻饲用。另外，在患者肝、肾功能正常的情况下，流质中要正常放盐，以保证蛋白质、维生素、糖类及电解质等各种营养素的平衡，防止出现营养不良及水、电解质平衡紊乱。

（3）鼻饲的次数及量：术后第 1 ～ 3 d，因手术与麻醉的影响、进食模式的改变以及食欲减退、胃肠功能下降等的存在，此时鼻饲量宜每次 100 ～ 200 mL，每 2 ～ 3 h 1 次，每天 6 ～ 8 次，同时根据医嘱给予适当的静脉营养。随着身体的逐渐康复，患者逐步恢复术前的食量，可以根据患者的日常进食量每次鼻饲 300 ～ 700 mL，每 3 ～ 4 h 1 次，每天 5 ～ 6 次，进食总量可达 3 000 mL 左右，同时密切观察患者精神状况及血电解质、皮肤皱襞、体重等，评估患者的营养状况，随时调整饮食结构，必要时按医嘱给予静脉营养。鼻饲时应取半卧位或坐位，鼻饲后应坐 30 min，以防食物反流引起恶心等不适。

3. 经口进食期的护理

因不同的手术方式对患者的喉解剖结构和保护功能造成不同的影响，当拔除胃管改为经口进食时，该问题就凸显出来，因此不同手术方式的患者应采用不同的进食方法。

（1）全喉切除患者的护理：术后第 12 ～ 15 d 指导患者开始经口试进食。初始进食以流质为主，同时观察有无吞咽困难、颈部肿胀、发热等情况，颈部负压仍保留的患者要注意引流量和引流物性状。进流质 24 h 后，如无异常则拔除胃管，并逐渐过渡到软食，术后 20 d 左右可进普食。

（2）声门上水平部分喉切除患者的护理：术后第 10 ～ 12 d 开始指导患者经口试进食。初始进食通常以黏稠食物为主，如香蕉、馒头、鸡蛋乳等，同时仍然留置胃管用来鼻饲液体。该术式患者进食呛咳较剧，除了鼓励患者加强进食训练外，通常将下列两种方法同时使用：①在进食前 15 min 充满气管导管的气囊，进食后 15 min 放开气囊，这时未能咽下的食物可能会流入下气道，需要经气管导管及时吸出。②鼓励患者自主改变体位（如吞咽时体位前倾，同时头偏向健侧），以利于食物经过咽侧壁进入梨状窝而避免直接入喉，找出适合自己的、可以减少误咽的进食位置。直至没有明显呛咳时再拔除胃管，完全恢复经口进食。③垂直部分喉切除以及喉裂开术患者的护理：术后第 7 ～ 10 d 指导患者开始经口试进食。初始进食以黏稠食物为主，若无明显呛咳即可拔除胃管恢复正常饮食。垂直部分喉切除的患者失去了单侧的声带和（或）室带，但会厌、杓会厌皱襞的保护作用依然存在，而健侧的室带、声带可以过度内收进行代偿，因此大多能够顺利进食。喉裂开术式与垂直部分喉切除类似，并且切除范围更小，因此不会发生误呛。

## 四、出院后的护理

1. 争取家庭人员的支持

喉癌患者出院后家庭经济、社会环境、自身工作影响，都可能给患者造成心理上的压力。因此，特别需要社会系统和家庭人员的支持，良好的家庭环境是提高生活质量和基础，所以在出院时做好家庭人员的心理疏导，特别对患者造瘘口不断排出分泌物产生厌恶感，有时怕传染到自己身上，不自觉远离患者，造成患者心理上创伤，要向家属讲明造瘘口的排痰是正常的，不会传染给其他人。要经常帮助患者清理造瘘口，给患者树立信心，让其感到家庭的温暖，提高机体抗病能力，提高生存质量。

2. 对带管者出院后的指导

在出院之前要教会患者如何取管、如何消毒、如何对镜安装，特别在清理套管时，要注意弧度段处理，往往个别患者只清除两端分泌物，对弧度段清除欠佳，一段时间后分泌物形成结痂，阻塞套管，使患者呼吸不畅。告之患者，一旦出现呼吸不畅，即到较近的医院处理。

3. 康复指导

患者出院后要注意饮食，多食用一些含维生素类和高蛋白类的，少食用带刺激性较强的食物，要求患者禁烟禁酒，除饮食规律外，可适当参加体育锻炼，如有电子喉的患者，培养他们如何使用电子喉，熟练掌握讲话技巧。

在护理喉癌手术患者中，护士需要有敏锐的洞察力，及时发现患者情绪变化，特别对一旦确诊喉癌的患者，从恐惧、焦虑等开始，逐步引导他们认识疾病，了解疾病，从不懂治疗到配合手术治疗，要体现出护理价值在肿瘤诊疗中的重要性。

# 第八节　舌癌的护理

舌癌是最常见的口腔癌，男性多于女性。舌癌多数为鳞癌，尤其在舌前 2/3 部位，腺癌较少见，多位于舌根部，舌根部有时也可发生淋巴上皮癌及未分化癌。

## 一、病因

慢性刺激与损伤，如：长期慢性炎症，不良修复体，残根残冠、锐利牙冠边缘等；烟酒的刺激；生物性因素；营养性因素；精神及内分泌因素。

## 二、临床表现

口腔内突然出现黏膜红斑、水肿、糜烂、白斑皲裂、扁平舌藓、隆起和颗粒状肉芽等，虽无明显不适，但经过治疗 2 ~ 4 周非但不愈，反而慢慢扩散增大。突然出现牙齿松动、脱落，咀嚼食物时牙齿咬合不良，有假牙者自觉假牙不适，口腔与咽部麻木、疼痛，经一般对症治疗不见好转。口腔黏膜出现长期不愈的溃疡，且黏膜苍白，失去光泽，类似白斑，黏膜下发生纤维性索条硬结。局限性唇红黏膜增厚与鳞屑形成，伴有灰白色角化斑。口腔内有多次原因不明的出血和张闭口困难。突然出现的唾液分泌增多、流涎、鼻涕带血、吞咽哽噎感、颌面部肿块及淋巴结肿大，并且持续存在，甚至逐渐加重。突然出现的舌头运动受限、语言不清、说话和吞咽时感到疼痛。口腔内有些隆起和赘生物虽是良性病变，如乳头状瘤、义齿刺激引起的增生、化脓性肉芽肿等，但也有少数被病理组织学证明是鳞状细胞癌，也应引起警惕。

## 三、护理诊断

1. 恐惧、焦虑

与被诊断为舌癌和缺乏治疗、预后知识有关。

2. 疼痛

与癌肿侵犯，手术创伤有关。

3. 有窒息的危险

与术后易发生舌后坠，分泌物导致呼吸道梗阻有关。

4. 营养失调：低于机体需要量

与术后张口受限，咀嚼及呼吸困难有关。

5. 潜在并发

，伤口出血，感染，皮下积液，移植皮瓣坏死。

6. 语言沟通障碍

与舌切除及气管切开有关。

7. 知识缺乏

缺乏出院后自我护理知识。

## 四、术后护理

1. 去枕平卧位、头偏向健侧、颈部制动，防止牵拉胸大肌血管蒂。术后 24 h 后可予半坐卧位、拍背、勤翻身，防止坠积性肺炎和褥疮的发生，保持室温 22 ~ 25℃。

2. 严密观察生命体征的变化，尤其是呼吸，要保持呼吸道通畅，如有气管切开，注意及时吸痰，防止阻塞致窒息，做好气管套护理，予 α 糜蛋白酶 + 庆大霉素 + 氟美松液滴套管 q2 h。超声雾化吸入治疗。拍背有利于痰液的咳出，指导患者有效咳痰。按气管切开护理常规进行护理。

3. 观察引起流管是否通畅，防止引流管脱落、扭曲、漏气。记录引流液的颜色、质、量，如有异常及时报告医生。

4. 术后观察皮瓣存活，可用皮温计测量温度。如术后 72 h 发现皮瓣苍白，皮温低于 2 ~ 3℃为动脉供血不足，若皮瓣暗红，皮温低于 3 ~ 5℃，多为静脉回流障碍。应报告医生，予低分子右旋糖酐 500 mL 静滴或复方丹参液静滴，扩张血管，改善皮瓣供血。

5. 做好口腔护理，予 2% 双氧水 + 生理盐水或呋喃西林液交替冲洗，每日 2 次，冲洗管放于健侧，防止伤口暴裂。

6. 术后 24 h 鼻饲营养餐，总热量不少于 10 467 ~ 12 560 J（2 500 ~ 3 000 卡）。时间 7 ~ 10 d，拔管前先让患者试用口进食流质。

7. 按医嘱予抗生素防止感染，必要时输血或白蛋白以增强抵抗力。

8. 伤口愈合后，指导患者进行舌功能锻炼，舌前伸、上卷、侧伸、下抵、转动每日 4 ~ 5 次，每次 5 ~ 10 min 钟，语音训练从单言到复杂语言。

## 五、舌癌术后患者语音康复训练

近年来，随着功能性外科医疗技术的发展，舌癌患者手术治疗的原则已由原来以根治为主上升到了根治、功能保存和重建并重的新层面。所以进行有效正确的语音康复训练，有助于提高舌癌患者术后语音清晰度和生活质量。

### （一）训练前评估

制订评估标准，用"汉语语音普通话测试字表"作为对患者语音清晰度的检测标准。训练前对舌癌术后患者进行语音评估，用录音机将患者语音进行录音，做好标记并计算出语言清晰度的百分比，为训练奠定基础。

### （二）训练方法

1. 唇训练

术后 2 周开始进行，此时不宜进行剧烈活动，可进行相对轻松的唇训练。撅起嘴唇做吹口哨状发"呜"，然后张开嘴唇发"咿"，重复交换发"咿~呜"。上、下唇内缩后发"吧"，鼓起两颊发"啪"声。鼓起两颊作漱口状。以患者感觉不疲劳为宜，每日 3 次，每日 30 min，训练 15 d，同时配合发音训练。

2. 舌功能训练，伸、缩舌练习

由慢到快，反复进行。后期将舌外伸并尽力向上翘。顶舌练习：舌尖交替顶上下前牙内侧、两颊内侧，增加舌尖的感觉和力度。弹舌练习：用舌尖弹硬腭前部，发出"得得"声音，反复练习，以增加舌尖肌肉强度。舔舌练习：鼓励患者进行舔舌练习，顺序为下唇中间→唇左右角→上唇正中→唇外侧→舔食食物，以增加颜面肌肉和舌肌的运转能力。舌体在口腔内上下左右运动，以增加舌体的灵活性。卷舌练习：舌体在口腔内卷起或旋转，发马蹄声，进一步提高舌体的灵活性。吸管练习：用吸管吸饮料，将舌牵引到口腔后部，对舌进行深层次的训练。训练时间为 60 d，每日 3 次，每次 1 h。

3. 张口训练

术后 30 d 开始应用自制的梯形板进行，此板高度为 3 cm。每层阶梯高度为 0.5 cm。训练时将颌间固定物取下，先让患者张口，用一侧磨牙咬住梯形板的最底层，每侧 15 min，然后用同样的方法训练另一侧。每日训练 3 次，逐步增加高度直至患者张口高度 ≥ 3 cm，以解决患者术后由于长期颌间固定而造成的颞颌关节强直，从而改善患者因张口受限而影响语音的清晰度。

**（三）发音训练**

1. 一般发音训练

分别进行声母的舌尖音、舌根音、舌面音的练习；字和词组的练习：在上述练习能正确完成后，再进行上述声母的字和词组的练习，如 ze-ze-ze, de-de-de，或 sudu（速度），zhejiang（浙江）等词组的练习。每天接受 1 ~ 2 次训练，每次练习 30 min。

2. 纠正异常发音

纠正患者因舌缺损所造成的异常发音。首先用录音机录下患者异常的发音，然后再播放训练师正确的发音，指导患者跟随正常的语音进行练习，看训练者发音时的口型、唇、齿、舌运动的位置并对照镜子纠正自己的发音。

3. 练习困难发音

由于舌体的缺损，造成用舌尖音、卷舌音及舌背与软腭形成的语音较困难。如"得""啦"等。将这些词列成表，针对进行练习，并打印交给患者或家属作为课后作业。

**（四）注意事项**

1. 训练时间集中

患者每周训练 3 次，每次 40 min，4 周为 1 个疗程。训练时要求家属在场，以便了解和掌握有关方法。

2. 定期回访

语言功能训练是一个较长的过程，而患者大部分训练时间是在出院后，患者领悟接受康复指导的水平有差异。对患者进行术后功能康复专业化技能培训，告知患者及家属定时回访的必要性。将出院患者每周集中于科室，由护士指导训练 3 次，每次 30min，每 4 周为 1 个疗程，训练时要求家属在场，以便了解和掌握有关注意事项及方法。

3. 心理治疗

对舌癌患者术后的心理治疗也是语音治疗中一项不可缺少的重要内容。舌癌患者由于对癌症的恐惧和术后存在语音障碍等因素的综合影响，常存在抑郁、自卑和恐惧等心理障碍，不愿意与他人交流，会对术后语音训练效果产生严重的不良影响。因此，在语音训练过程中应更加重视对患者的心理护理，通过与患者家属配合，鼓励患者，使其重新树立战胜疾病和语音困难的信心，克服自卑心理，多训练、多交流，循序渐进，持之以恒，只有这样才能保证语音康复治疗的顺利进行。

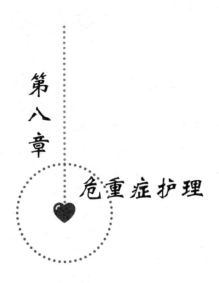

第八章　危重症护理

# 第一节　心力衰竭的护理

心力衰竭简称心衰，是指在静脉回流正常的情况下，由于原发的心脏损害导致心输血量减少，不能满足机体代谢需要的一组综合征。临床上以肺循环淤血和（或）体循环淤血及组织灌注不足为主要体征，故亦称为充血性心力衰竭。心衰按其发展速度可分为急性和慢性两种，以慢性居多；按其发生的部位可分为左心、右心和全心衰竭；按其有无临床症状可分为无症状性心衰和充血性心衰。

## 一、慢性心力衰竭

慢性心力衰竭是大多数心血管疾病的最终归宿，也是心血管疾病死亡的最主要的死亡原因。心力衰竭的基本病因是原发性心肌损害和心脏负荷过重，这些病因的作用，使心室扩张、心肌肥厚、心室重塑、神经内分泌激活及血流动力学异常，加之诱发因素的作用，引起或加重心力衰竭。在我国，引起慢性心力衰竭的病因以风湿性心脏瓣膜病居首位，但近年来，其所占比例已趋下降，而冠心病和高血压病的比例近年有明显上升趋势。

### （一）病因与发病机制

1. 基本病因

（1）原发性心肌损害：有节段性或弥漫性心肌损害，如心肌梗死、心肌炎、心肌病等；或是原发或继发的心肌代谢障碍，如糖尿病、心肌淀粉酶样变性等。

（2）心室负荷过重：包括前负荷过重和后负荷过重。前负荷过重多见于瓣膜反流性疾病如左房室瓣、主动脉瓣关闭不全；心内外分流性疾病如房间隔缺损、室间隔缺损、动脉导管未闭等；全身性血容量增多如甲状腺功能亢进、慢性贫血等。后负荷过重多见于高血压病、主动脉瓣狭窄、肺动脉高压、肺动脉瓣狭窄等。

2. 诱因

（1）感染：呼吸道感染是最常见、最重要的诱因。其次为心内膜感染。

（2）心律失常：心房颤动是诱发心力衰竭的重要因素。其他各种类型的快速性心律失常及严重的缓慢性心律失常亦可诱发心力衰竭。

（3）生理或心理压力过大：如过度劳累、情绪激动、精神过于紧张等。

（4）妊娠和分娩：可加重心脏负荷，诱发心力衰竭。

（5）水、电解质紊乱：如钠摄入过多、补液或输血过多过快。

（6）其他：药物使用不当、风湿性心脏瓣膜病出现风湿活动等。

3. 发病机制

慢性心力衰竭的患者发病机制十分复杂,主要有 3 个方面因素参与。

(1)心肌损害与心室重构:原发性心肌损害和心脏负荷加重使室壁应力增加,导致心室反应性肥大与扩大,产生心室重构。心肌肥厚在初期起着有益的代偿作用,但肥厚心肌在长期负荷过重的情况下处于能量饥饿状态,心肌相对缺血、缺氧,最终会导致心肌细胞的死亡,继以纤维化。剩下存活心肌的负荷进一步加重,心肌细胞进一步肥厚伴进行性纤维化,如此形成恶性循环。当心肌细胞不足以克服室壁应力时,左心室进行性扩大伴功能减退,最后发展导致不可逆转的终末阶段。

(2)神经内分泌的激活:慢性心力衰竭时,体内交感神经系统的兴奋性、肾素 – 血管紧张素 – 醛固酮系统活性和血管升压素水平均有增高,可增加心肌收缩力而使心输血量增加。但长期的增高却使水钠潴留和外周血管阻力增加而加重心脏负荷;大量儿茶酚胺对心肌还有直接毒性作用,从而加剧心功能不全的恶化。

(3)血流动力学异常:各种病因引起的心脏泵功能减退,使心输血量降低,使心室舒张末期压力增高。根据 Frank-Starling 定律,早期随着心室充盈压的增高与舒张末期心肌纤维长度的增加,心输血量可相应增加。但这种增加是有限制的,当左心室舒张末期压达 2.0 ~ 2.4 kPa(15 ~ 18 mmHg)或以上时,Frank-Starling 机制达最大效应,此时心输血量不再增加,甚至反而降低。左心室舒张末期压的增高将继续引起左心房压、肺静脉压和肺毛细血管嵌压升高,出现肺循环淤血征。当右心室舒张末期和右心房压升高致中心静脉压超过 1.60 kPa(12 mmHg)时,即出现体循环淤血征。

上述 3 种因素是互相关联、互为因果的。当通过以上机制心脏能维持足够的心输血量时,心功能处于代偿期;若不能满足机体需要,则造成失偿期,出现心力衰竭的症状和体征。

**(二)临床表现**

1. 左心衰竭

以肺循环淤血和心输血量降低表现为主。

(1)症状。

①呼吸困难:程度不同的呼吸困难是左心衰竭最主要的症状。劳力性呼吸困难是左心衰竭最早出现的症状,最典型的是夜间阵发性呼吸困难,晚期出现端坐呼吸。急性肺水肿是左心衰竭呼吸困难最严重的形式。

②咳嗽、咳痰和咯血:咳嗽是较早发生的症状,常发生于夜间,坐位或立位时可减轻或消失。痰呈白色泡沫状,有时痰中带血丝。长期慢性淤血肺静脉压力升高,导致肺循环和支气管血液循环之间形成侧支,在支气管黏膜下形成扩张的血管,一旦破裂可引起大咯血。

③心输血量降低症状:可出现疲倦乏力、头晕、心悸、失眠、嗜睡及少尿等。

(2)体征:可表现为呼吸加快、交替脉、脉压减少、皮肤黏膜苍白或发绀。此外,除原有心脏病的体征外,常有心脏扩大、肺动脉瓣区第二心音亢进及舒张期奔马律。双肺底甚至可闻及湿性啰音,并可随体位改变而移动,有时伴有哮鸣音。

2. 右心衰竭

以体循环淤血表现为主。

(1)症状:主要为脏器淤血的表现,患者可有食欲不振、恶心、呕吐、腹胀、腹痛、尿少、夜尿等症状。

(2)体征。

①颈静脉征:颈静脉充盈或怒张是右心衰竭的主要体征,肝颈静脉反流征阳性更具有特征性;

②肝大和压痛:肝脏因淤血而肿大,常伴有压痛,长期淤血性肝大可发展为心源性肝硬化,晚期可出现黄疸、肝功能损害和腹腔积液。

③水肿:其特征为对称性、下垂性、凹陷性水肿,重者可遍及全身。可伴有胸腔积液,以双侧多见,若为单侧则以右侧更多见。

④心脏体征:除原有心脏病的相应体征外,右心衰竭时可因右心室显著扩大而出现右房室瓣关闭不

全的反流性杂音。

3. 全心衰竭

此时左、右心衰竭的临床表现同时存在，当有左心衰竭继发右心衰竭时，右心输血量减少，常可使左心衰竭的肺淤血减轻。扩张性心肌病合并全心衰竭时，肺淤血常不明显，这时左心衰竭主要表现为心输血量减少的症状和体征。

4. 心功能分级

美国纽约心脏病协会（NYHA）1928 年提出并一直沿用至今，这项分级标准，主要是根据患者的自觉活动能力来分级。一般将心功能分为四级：

Ⅰ级：体力活动不受限制，日常活动不引起过度的乏力、心悸、呼吸困难及心绞痛等。

Ⅱ级：体力活动轻度受限，休息时无症状，日常活动即可引起上述症状，休息后很快缓解。

Ⅲ级：体力活动明显受限，休息时无症状，低于日常活动即可引起上述症状，休息较长时间后症状方可缓解。

Ⅳ级：不能从事任何活动，休息时亦可有症状，体力活动后加重。

**（三）实验室及其他检查**

1. X 线检查

左心衰竭患者主要有肺门阴影增大，肺纹理增加等肺淤血表现；右心衰竭患者则常见右心室增大，有时伴胸腔积液表现。

2. 心电图

可有左心室肥厚劳损、右心室肥大。

3. 超声心电图

提供心腔大小、心瓣膜结构及血流动力学状况，能较好地反映心室的收缩和舒张功能。

4. 有创性血流动力学检查

对急性重症心衰患者必要时采用漂浮导管在床边进行，经静脉插管直至肺小动脉，测定各部位的压力及血液含氧量，计算心排血指数及肺小动脉楔压，直接反映心脏功能。

5. 其他

放射性核素与磁共振显像检查、运动耐量与运动峰耗氧量测定均有助于心功能不全的诊断。

**（四）治疗要点**

慢性心力衰竭的治疗原则是积极治疗原发病，去除诱因，调节神经体液因子的过度激活及改善心室功能等。治疗的目的是缓解症状、提高运动耐量和生活质量，改善其预后和降低病死率。常用的药物有利尿剂、血管紧张素转换酶抑制剂、洋地黄类药物及 β 受体阻滞剂等。

1. 病因治疗

（1）基本病因的治疗：如控制高血压病，应用药物或介入性方法改善冠状动脉供血，心脏瓣膜病的手术治疗等。

（2）消除诱因：如控制感染和心律失常，纠正贫血、电解质紊乱和酸碱平衡失调。

2. 药物治疗

（1）利尿剂抑制钠、水重吸收而消除水肿，减少循环血容量，降低心脏前负荷而改善左心室功能。利尿剂包括排钾和保钾两大类，排钾利尿剂主要有氢氯噻嗪（双克）、呋塞米（速尿）；保钾利尿剂包括螺内酯（安体舒通）、氨苯蝶啶、阿米洛利等。

（2）肾素 - 血管紧张素 - 醛固酮系统抑制剂。

①血管紧张素转换酶抑制剂（ACEI）是目前治疗慢性心衰的首选药物。其主要机制作用一方面抑制肾素 - 血管紧张素系统，达到扩张血管、抑制交感神经兴奋性的作用，另一方面能改善和延缓心室重塑。ACEI 目前种类很多，如卡托普利 12.5 ~ 25 mg，每天 2 次；贝那普利（5 ~ 10 mg），每天 1 次。

②血管紧张素受体拮抗剂（ARB）：当心衰患者因 ACEI 引起干咳而不能耐受时，可改用 ARB。常用药物有氯沙坦、厄贝沙坦等。

③醛固酮拮抗剂：螺内酯是应用最广的醛固酮拮抗剂。小剂量 20 mg，1 ~ 2 次 /d。

（3）β 受体阻滞剂：主要用于拮抗代偿机制中交感神经兴奋性增强的效应，抑制心室重构，长期应用能改善预后。常用药物有美托洛尔、比索洛尔等。

（4）正性肌力药物。

①洋地黄类药物：可加强心肌收缩力，减慢心率，从而改善心功能不全患者的血流动力学改变。常用的药物有地高辛、毛花苷 C（西地兰）、毒毛花苷 K 等。地高辛主要适用于中度心衰的维持治疗，0.125 ~ 0.25 mg，口服，1 次 /d。毛花苷 C（西地兰）主要适用于急性心衰或慢性心衰加重时，特别适用于心衰伴快速房颤者，每次 0.2 ~ 0.4 mg，稀释后静脉注射，10 min 起效，1 ~ 2 h 达高峰，24 h 总量 0.8 ~ 1.2 mg。毒毛花苷 K 用于急性心衰时，每次 0.25 mg，稀释静脉注射后 5 min 起作用，0.5 ~ 1 h 达高峰，24 h 总量 0.5 ~ 0.75 mg。

②非洋地黄类正性肌力药：常用药物有肾上腺素能受体兴奋剂，如多巴胺、多巴酚丁胺，磷酸二酯酶抑制剂如氨力农、米力农。

**（五）护理诊断、依据及措施**

1. 气体交换受损

与左心衰竭肺淤血有关。

（1）让患者取半卧位或端坐位休息，鼓励患者多翻身和咳嗽。

（2）遵医嘱给予氧气吸入。吸氧过程中，观察患者口唇、末梢发绀的改变，及时调整氧流量。

（3）控制输液量和速度，告诉患者及家属不要随意调节滴数，以防诱发急性肺水肿。

（4）遵医嘱给予强心、利尿及扩血管药物，注意观察药物的不良反应。血管扩张剂如硝酸酯类可导致头痛、面红、心动过速、血压下降等不良反应，硝酸甘油静脉滴注时应严格控制滴数，监测血压；血管紧张素转换酶抑制剂的不良反应有直立性低血压、皮炎、蛋白尿、咳嗽、间质性肺炎等。

（5）采取减少机体耗氧、减轻心脏负担的措施。如保持病室安静，限制探视；安慰鼓励患者，增强战胜疾病的信心；给予清淡、易消化、富含维生素的饮食，少量多餐，避免过饱；保持大便通畅，必要时使用缓泻剂。

（6）病情观察：观察患者呼吸困难的程度；监测呼吸频率、节律，以及心率、心律变化；监测发绀的程度；监测肺部啰音的变化；观察水肿出现或变化的时间、部位、性质及程度等，以判断药物疗效及病情进展。

2. 体液过多

与右心衰竭致体循环淤血、水钠潴留有关。

（1）注意观察患者水肿的情况，每天测量体质量，准确记录出入量。控制液体摄入量。

（2）给予低盐、清淡、易消化饮食，少量多餐，限制钠盐的摄入，每天食盐摄入量少于 5 g。限制含钠量高的食品，如腌或熏制品、香肠、罐头食品、海产品、苏打饼干等。注意烹饪技巧，可用糖、醋等调味品以增进食欲。

（3）遵医嘱使用利尿剂，注意药物不良反应的观察和预防。如噻嗪类利尿剂的主要不良反应是低钾血症，从而诱发心律失常或洋地黄中毒，故应监测补钾。患者出现低钾血症时常表现为乏力、腹胀、肠鸣音减弱、心电图 U 波增高等。服用排钾利尿剂时多补充含钾丰富的食物，如鲜橙汁、西红柿汁、柑橘、香蕉、枣、杏等，必要时遵医嘱补充钾盐。口服补钾宜在饭后，以减轻胃肠道不适：静脉补钾时每 500 mL 液体中氯化钾含量不宜 > 1.5 g。噻嗪类的不良反应还有胃部不适、呕吐、腹泻、高血糖等。氨苯蝶啶的不良反应有胃肠道反应、嗜睡、乏力、皮疹，长期用药可产生高钾血症，尤其是伴肾功能减退、少尿或无尿者应慎用。另外，非紧急情况下，利尿剂的应用时间选择早晨或日间为宜，避免夜间排尿过频而影响患者的休息。

（4）协助患者经常更换体位；嘱患者穿质地柔软、宽松的衣服；保持床褥柔软、平整、洁净，严重水肿者可使用气垫床；保持皮肤清洁，经常按摩骨隆突处，如骶、踝、足跟等。预防压疮的发生。

3. 活动无耐力

与心输血量下降有关。

（1）制定活动计划：告诉患者运动训练的治疗作用，鼓励患者体力活动，督促其坚持动静结合，循序渐进增加活动量。心功能Ⅰ级：不限制一般体力活动，积极参加体育锻炼，但避免剧烈运动和重体力劳动。心功能Ⅱ级：适当增加体力活动，增加午睡时间，强调下午多休息，可不影响轻体力工作和家务劳动。心功能Ⅲ级：严格限制一般的体力活动，每天有充分的休息时间，但日常生活可以自理或在他人协助下自理。心功能Ⅳ级：绝对卧床休息，生活由他人照顾。因为长期卧床易导致静脉血栓形成、肺栓塞、便秘、虚弱、直立性低血压的发生。

（2）告诉患者若活动中出现呼吸困难、胸痛、心悸、疲劳等不适时应停止活动，并以此作为限制最大活动量的指征。

4. 潜在并发症——洋地黄中毒

（1）预防洋地黄中毒：洋地黄用量个体差异很大，老年人、心肌缺血缺氧、重度心力衰竭、低钾低镁血症、肾功能减退等情况对洋地黄较敏感，使用时应严密观察患者用药后反应。与奎尼丁、胺碘酮、维拉帕米、阿司匹林等药物合用，可增加中毒机会，在给药前应询问有无上述药物及洋地黄中毒用药史。必要时监测血清地高辛浓度。严格按时按医嘱给药，口服地高辛期间若患者脉搏低于 60 次 /min 或节律不规则应暂时停药，报告医生。用毛花苷 C 或毒毛花苷 K 时务必稀释后缓慢（10 ~ 15 min）静脉注射，并同时监测心率、心律及心电图变化。

（2）密切观察洋地黄毒性反应：胃肠道反应如食欲不振、恶心、呕吐；神经系统反应如头痛、乏力、头晕、黄视、绿视；心脏毒性反应如频发室性期前收缩呈二联律或三联律、心动过缓、房室传导阻滞等各种类型的心律失常。

（3）洋地黄中毒的处理：停用洋地黄；补充钾盐，停用排钾利尿剂；纠正心律失常，快速型心律失常首选苯妥英钠或利多卡因，心率缓慢者可用阿托品静脉注射或临时起搏器起搏。

**（六）健康宣教**

1. 疾病知识指导

指导患者积极治疗原发病。避免各种诱发因素，积极预防上呼吸道感染；控制输液速度；保持心情舒畅，避免精神紧张；指导患者寻求轻松的生活方式；育龄女性要避孕。

2. 生活指导

合理安排休息与活动，保持心脏代偿功能。保证患者休息，减少过早活动对患者的危害。病情许可，鼓励患者适量运动，不宜延长卧床时间，以免导致静脉血栓等并发症。

3. 饮食指导

饮食宜清淡、易消化、富营养，每餐不宜过饱，多食蔬菜、水果，防止便秘。戒烟、酒。

4. 用药指导与病情监测

强调继续严格遵医嘱服药，不随意增减或撤换药物的重要性。告知患者及家属药物的作用与不良反应。指导患者每天测量体质量，定期随访。当发现体质量增加或症状恶化时应及时就医。

## 二、急性心力衰竭

急性心力衰竭指由于某种原因使心输血量在短时间内急剧下降，甚至丧失排血功能，导致组织器官供血不足和急性淤血的综合征。临床上以急性左心衰竭较常见，主要表现为急性肺水肿，重者伴心源性休克。

**（一）病因与发病机制**

1. 病因

心脏解剖或功能的突发异常，使心输血量急剧降低和肺静脉压突然升高均可导致急性左心衰竭。

（1）急性心肌坏死和（或）心肌损伤：如急性冠脉综合征如急性心肌梗死或不稳定性心绞痛、急性重症心肌炎、围生期心肌病、药物所致的心肌损伤与坏死等。

（2）急性血流动力学障碍：①急性瓣膜大量反流和（或）原有瓣膜反流加重，如感染性心内膜炎所致的左房室瓣和（或）右房室瓣穿孔、左房室瓣腱索和（或）乳头肌断裂。②高血压病危象。③重度左房室瓣或主动脉瓣狭窄。④急性舒张性左心衰竭，多见于老年控制不良的高血压病患者等。

（3）慢性心衰急性加重：诱发因素有肺部感染、缓慢性或快速型心律失常、输液过多过快、体力及精神负荷突然增加等。

2. 发病机制

心脏收缩力突然严重减弱，或左室瓣膜急性反流，心输血量急剧减少，左室舒张末压快速升高，肺静脉回流不畅，导致肺静脉压快速升高，肺毛细血管压随之升高使血管内液体渗入到肺间质和肺泡内，形成急性肺水肿。肺水肿早期可因交感神经激活，血压升高，但随病情持续发展，血压将逐步下降。

（二）临床表现

突发严重的呼吸困难，端坐呼吸，频频咳嗽，咳大量粉红色泡沫样痰，有窒息感而极度烦躁不安，面色青灰、口唇发绀，大汗淋漓，皮肤湿冷。呼吸频率可达 30 ~ 40 次 /min，吸气时锁骨上窝和肋间隙内陷，听诊两肺布满湿啰音和哮鸣音，心率增快，心尖部可闻及舒张期奔马律，动脉压早期升高，随后下降，严重者可出现心源性休克。

（三）治疗要点

急性肺水肿属危重急症，应积极迅速抢救，其急救原则：减轻心脏负荷、增强心肌收缩力、解除支气管痉挛、去除诱因及病因治疗。常用药物如下。

1. 吗啡：3 ~ 5 mg 皮下注射或静脉推注，于 3 min 内推完，必要时间隔 15 min 可重复使用 1 次，共 2 ~ 3 次。老年患者应减量。

2. 快速利尿剂：如呋塞米 20 ~ 40 mg 静脉注射。

3. 血管扩张剂：可选用硝普钠或硝酸甘油静脉滴注。

4. 洋地黄制剂：适用于快速房颤或已知有心脏增大伴左心室收缩功能不全者。可用毛花苷 C 或毒毛花苷 K 等快速制剂静脉注射。

5. 氨茶碱：适用于伴支气管痉挛的患者。

（四）护理诊断、依据及措施

1. 气体交换受损

与急性肺水肿有关。

（1）立即协助患者取坐位，双腿下垂，减少回心血量而减轻肺水肿。

（2）给予高流量吸氧，6 ~ 8 L/min，并通过 20% ~ 30% 乙醇湿化，使肺泡内泡沫的表面张力降低而破裂，以利于改善肺泡通气。但应注意用氧时间不宜过长，要间歇使用。病情特别严重者可用面罩呼吸机持续加压吸氧，以增加肺泡内压力，减少浆液渗出。

（3）观察患者咳嗽情况，痰液的性质和量，协助患者排痰，咳嗽，保持呼吸道通畅。

（4）迅速建立静脉通道，遵医嘱正确使用药物，观察药物的副作用。如用吗啡时有无呼吸抑制、心动过缓；用利尿剂时严格记录尿量；用血管扩张剂时要注意输液速度和血压变化，防止低血压发生，用硝普钠时要现配现用，避光滴注，有条件者用输液泵控制滴数；洋地黄制剂静脉使用时要稀释，推注速度宜缓慢等。

（5）严密观察生命体征变化，患者呼吸的频率、深度、意识，精神状态，皮肤的颜色及温度，肺部啰音的变化情况，监测血气分析结果，对安置漂浮导管者应监测血流动力学指标的变化，严格交接班。

（6）做好基础护理与生活护理。

2. 恐惧

与突然病情加重，产生窒息感和担心预后有关。

（1）鼓励患者说出内心的感受，分析恐惧的原因。

（2）向患者介绍病室环境，主管医生和护士；简要介绍本病的相关知识。

（3）医护人员在抢救过程中要保持冷静，操作熟练，忙而不乱，使患者产生安全感。避免在患者面前谈论病情，以减少误解。

（4）指导患者进行自我调整：如深呼吸等。向患者说明恐惧对疾病的影响，使患者保持情绪稳定。

3. 潜在并发症

心源性休克、猝死。

（1）严密心电监护，发现异常及时报告医生，协助采取积极有效的处理措施。

（2）监测血气分析结果、电解质及酸碱平衡情况。

（3）建立静脉通道，为用药、抢救做准备。备好各种急救药物及抢救仪器。

（4）密切观察患者的意识状态、脉率及心率、呼吸、血压等。一旦发生如意识丧失、抽搐、大动脉搏动消失、呼吸停止等猝死表现，立即进行抢救。

**（五）健康宣教**

向患者及家属介绍急性心力衰竭的病因和诱因，嘱患者积极治疗原发性心脏疾病。指导患者在静脉输液前主动告知护士自己有心脏病病史，以便静脉输液时控制输液速度和输液量。定期复查，如有异常应及时就诊。

# 第二节　感染性心内膜炎的护理

感染性心内膜炎（inlective endocarditis，IE）指各种病原微生物经血流侵犯心内膜（心瓣膜）或邻近的大血管内膜所引起的一种感染性炎症；局部赘生物的形成是其特征之一。以心瓣膜受累最为常见。根据病程，可将 IE 分为急性和亚急性；根据受累瓣膜类型，可为分自体瓣膜 IE 和人工瓣膜 IE。其他还包括根据感染来源、感染病原体及受累部位等分别命名的分类方法。

## 一、病因与发病机制

IE 的常见病原体包括金黄色葡萄球菌、链球菌属和肠球菌属。它们均有黏附损伤瓣膜、改变局部凝血活性、局部增殖能力，并具备多种表面抗原决定簇，对宿主损伤瓣膜表达的基质蛋白具有黏附作用，黏附后的病原微生物对宿主防御可能产生耐受现象。IE 发病主要与以下因素有关：①瓣膜内皮细胞受损：正常瓣膜内皮细胞抵抗循环中的细菌黏附，防止感染形成。血液湍流、导管损伤、炎症及瓣膜退行性变等可引起瓣膜内皮损伤，使内皮下基质蛋白暴露、组织因子释放、纤维蛋白及血小板沉积，从而有利于细菌黏附和感染。②短暂菌血症：各种感染或细菌寄居的皮肤黏膜的创伤导致暂时性菌血症，循环中的细菌定居在无菌性赘生物上即可发生心内膜炎。

## 二、临床表现

IE 的起病形式依不同类型而有差异。亚急性者多隐匿起病，急性者以突发或暴发性起病为多。

1. 发热

发热是最常见的症状，主要与感染和（或）赘生物脱落引起的菌血症或败血症有关。亚急性者主要表现为持续性低至中度发热，尤以午后及夜间较为明显，偶有高热呈弛张热型，常伴有乏力、纳差、头痛、背痛和肌肉关节痛等非特异性的全身中毒症状。急性者由于入侵细菌毒力强，全身中毒症状极为明显，常有寒战、高热。

2. 心脏杂音

绝大多数患者有病理性杂音，可由基础心脏病和（或）心内膜炎的局部赘生物形成、瓣膜损害所致。

3. 周围体征

多为非特异性，近年已不多见，可能的原因是微血管炎或微栓塞，包括：①瘀点：可出现在任何部位，以锁骨以上皮肤、口腔黏膜和睑结膜多见。②指（趾）甲下线状出血。③Osler 结节：在指和趾垫出现的豌豆大的红或紫色痛性结节。④Roth 斑：视网膜的卵圆形出血斑，中心呈白色。⑤Janeway 损害：为手掌和足底处直径 1 ~ 4 mm 的无痛性出血红斑。

4. 动脉栓塞

与赘生物脱落有关，且以开始抗生素治疗头 2 周内发生率最高。可发生于机体的任何部位而出现相应的症状和体征，其中以脑和脾栓塞最为常见，以心、肺和脑栓塞危险性较大，其他还有肾、肠系膜和肢体等部位的栓塞。

5. 感染的非特异性症状

如贫血、脾大等，部分患者可见杵状指（趾）。

6. 并发症

（1）心脏并发症：心力衰竭为最常见并发症，其次可见心肌脓肿、急性心肌梗死、心肌炎和化脓性心包炎等。

（2）细菌性动脉瘤：受累动脉依次为近端主动脉、脑、内脏和四肢。

（3）迁移性脓肿：常发生于肝、脾、骨髓和神经系统。

（4）神经系统并发症：患者可有脑栓塞、脑细菌性动脉瘤、脑出血、中毒性脑病、脑脓肿化脓性脑膜炎等不同神经系统受累表现。

（5）肾脏并发症：大多数患者有肾损害，包括肾动脉栓塞和肾梗死、肾小球肾炎、肾脓肿等。

## 三、实验室及其他检查

1. 血液的检查

（1）血常规：进行性贫血；白细胞计数轻度升高或明显升高（急性者），分类中中性粒细胞比例增多，核左移。

（2）红细胞沉降率升高。

2. 尿液分析

可见镜下血尿和轻度蛋白尿，肉眼血尿提示肾梗死。红细胞管型和大量蛋白尿提示弥漫性肾小球肾炎。

3. 血培养

血培养是最重要的诊断方法，药物敏感试验可为治疗提供依据。近期未接受过抗生素治疗的患者阳性率可高达 95% 以上，2 周内用过抗生素或采血、培养技术不当，常降低血培养的阳性率。

4. 免疫学检查

患者可有高丙种球蛋白血症，C- 反应蛋白及循环中免疫复合物阳性。病程超过 6 周以上的亚急性患者可检出类风湿因子阳性。

5. 影像学检查

（1）超声心动图：对于 IE 的早期诊断、明确心脏基础病变及心内并发症、判断预后及指导治疗意义重大，为本病临床诊治最基本的检查方法。发现赘生物及瓣周并发症等可确诊。临床上以经胸超声动图（TTE）为首选，必要时可行经食管超声心动图（TEE）检查，以提高病变的检出率及准确性。

（2）其他：①心电图：可见各种心律失常，非特异性 ST-T 段改变，典型急性心肌梗死改变等。②X 线片：可了解心脏外形、肺部表现等。

## 四、治疗要点

1. 抗微生物药物治疗原则

在连续多次采集血培养标本后应早期、大剂量、长疗程地应用杀菌性抗生素，一般需要达到体外有效杀菌浓度的 4 ~ 8 倍，疗程至少 6 周，以静脉给药方式为主。病原微生物不明时，急性者选用针对金黄色葡萄球菌、链球菌、革兰阴性杆菌均有效的广谱抗生素，亚急性者选用针对大多数链球菌的抗生素。可根据临床征象、体检及经验推测最可能的病原菌，选用广谱抗生素。已培养出病原微生物时，应根据药物敏感试验结果选择用药。

## 2. 药物选择

本病大多数致病菌对青霉素敏感，可作为首选药物。联合用药以增强杀菌能力，如氨苄西林、万古霉素、庆大霉素或阿米卡星等，真菌感染者选两性霉素 B。

## 3. 手术治疗

约半数 IE 患者须接受手术治疗。IE 患者自身抵抗能力极弱，战胜疾病主要依靠有效的抗生素。对于抗生素治疗预期疗效不佳的高危患者，在 IE 活动期仍在接受抗生素治疗时就可考虑早期手术干预。IE 患者早期手术的三大适应证是心力衰竭、感染不能控制、预防栓塞。早期手术按其实施的时间可分为急诊（24 h 内）、次急诊（几天内）和择期手术（抗生素治疗 1 ~ 2 周后）。

## 五、护理诊断、依据及措施

1. 体温过高与感染有关

（1）观察体温及皮肤黏膜变化：动态监测体温变化情况，每 4 ~ 6 h 测量体温 1 次并准确绘制体温曲线，判断病情进展及治疗效果。评估患者有无皮肤瘀点、指（趾）甲下线状出血、Osier 结节和 Janeway 损害等及消退情况。

（2）正确采集血标本：告知患者及家属为提高血培养结果的准确率，需多次采血，且采血量较多，在必要时甚至需暂停抗生素，以取得理解和配合。对于未经治疗的亚急性患者，应在第一天每间隔 1 h 采血 1 次，共 3 次。如次日未见细菌生长，重复采血 3 次后，开始抗生素治疗。已用过抗生素者，停药 2 ~ 7 d 后根据体温情况进行采血。急性患者应在入院后立即安排采血，在 3 h 内每隔 1 h 采血 1 次，共取 3 次血标本后，按医嘱开始治疗。本病的菌血症为持续性，无须在体温升高时采血。每次采血 10 ~ 20 mL，同时作需氧和厌氧培养。

（3）饮食护理：给予清淡、高蛋白、高热量、高维生素、易消化的半流质或软食，以补充发热引起的机体消耗。鼓励患者多饮水，做好口腔护理。指导有心力衰竭征象的患者按心力衰竭患者的饮食。

（4）发热护理：高热患者卧床休息，病室的温度和湿度适宜。可采用冰袋或温水擦浴等物理降温措施，并记录降温后的体温变化。出汗较多时，可在衣服与皮肤之间垫以柔软毛巾，便于潮湿后及时更换，增加舒适感，并防止因频繁更衣而导致患者受凉。

（5）抗生素应用的护理：遵医嘱应用抗生素治疗，观察药物疗效、可能产生的不良反应，并及时报告医生。告知患者抗生素是治疗本病的关键，病原菌隐藏在赘生物内和内皮下，需坚持大剂量长疗程的抗生素治疗才能杀灭。严格按时间用药，以确保维持有效的血药浓度。注意保护静脉，可使用静脉留置针，避免多次穿刺增加患者痛苦。

2. 潜在并发症栓塞

心脏超声可见巨大赘生物的患者，应绝对卧床休息，防止赘生物脱落。观察患者有无栓塞征象，重点观察瞳孔、神志、肢体活动及皮肤温度等。当患者突然出现胸痛、气急、发绀和咯血等症状，要考虑肺栓塞的可能；出现腰痛、血尿等考虑肾栓塞的可能；当患者出现神志和精神改变、失语、吞咽困难、肢体感觉或运动功能障碍、瞳孔大小不对称，甚至抽搐或昏迷征象时，警惕脑血管栓塞的可能；当出现肢体突发剧烈疼痛，局部皮肤温度下降，动脉搏动减弱或消失要考虑外周动脉栓塞的可能；突发剧烈腹痛，应警惕肠系膜动脉栓塞。出现可疑征象，应及时报告医生并协助处理。

## 六、其他护理诊断及问题

1. 营养失调：低于机体需要量

与食欲下降、长期发热导致机体消耗过多有关。

2. 潜在并发症

心力衰竭。

## 七、健康宣教

1. 疾病知识指导

向患者和家属讲解本病的病因与发病机制、致病菌侵入途径。嘱患者平时注意防寒保暖，少去公共场所，避免感冒，加强营养，增强机体抵抗力，合理安排休息。勿挤压痤疮、疖、痈等感染病灶，减少病原体入侵的机会。良好的口腔卫生习惯和定期的牙科检查是预防 IE 的最有效措施。

2. 用药指导与病情监测

指导患者坚持完成足够剂量和足够疗程抗生素治疗。教会患者自我监测体温变化，有无栓塞表现，定期门诊随访。在施行口腔手术，如拔牙、扁桃体摘除术，上呼吸道手术或操作，泌尿、生殖、消化道侵入性诊治或其他外科手术治疗前，应说明自己有心内膜炎的病史，以预防性使用抗生素，防止 IE 的发生。

# 第三节　心跳骤停的护理

心跳骤停是指心脏的射血功能突然终止，大动脉搏动与心音消失，重要器官（如脑部）严重缺血、缺氧，最终导致生命终止。心跳骤停最常见为快速型室性心律失常（心室颤动和室性心动过速）。

## 一、诱因与发病机制

1. 冠心病

75% 有心肌梗死病史。主要与心肌梗死后左心室射血分数降低、频发与复杂性室性心律失常有关。

2. 心肌病

如肥厚梗阻型心肌病、致心律失常型右心室心肌病。

3. 离子通道病

如长 QT 综合征、Brugada 综合征。

## 二、临床表现

1. 先兆症状：部分患者发病前有心绞痛、胸闷和极度疲乏感等非特异性症状。也可无任何先兆症状，瞬即发生心脏骤停。
2. 意识丧失。
3. 颈动脉、股动脉等大动脉搏动消失、心音消失。
4. 呼吸断续，呈叹息样，随后呼吸停止。
5. 瞳孔散大，对光反射减弱以至消失。
6. 心电图表现：心室颤动或扑动约占 91%；心电 – 机械分离，有宽而畸形、低振幅的 QRS，频率 20 ~ 30 次 /min，不产生心肌机械性收缩。心室静止，呈无电波的一条直线，或仅见心房波，心室颤动超过 4 min 仍未复律，几乎均转为心室静止。

## 三、救治原则

1. 恢复有效血循环

（1）胸外心脏按压：将患者仰卧在地面或垫硬板上，术者将双掌重叠，双肘撑直，保持肩部、手肘、手掌与一直线，按压患者胸骨中、下 1/3 交界处，使胸骨下段下陷 4 cm 左右为宜，频率 100 次 /min。

（2）电除颤：心电监护若为心室纤颤，即行非同步电除颤。

（3）药物治疗：肾上腺素可作为首选药物，给予静脉注射。常规方法是静脉注射 1 mg，每 3 ~ 5 min 重复 1 次，可增加剂量到 5 mg。严重低血压可予多巴胺、多巴酚丁胺、去甲肾上腺素等药物。

（4）如短时间内难以电除颤，或电除颤一次未能复律，可选用利多卡因 75 ~ 100 mg，或普鲁卡因胺 100 ~ 200 mg，或溴苄胺 250 mg 静脉注射，药物除颤与电除颤交替使用，能提高复苏成功率。

（5）如心室静止用药无效，应尽快行胸外心脏起搏，或行经静脉心内临时起搏。

2. 维持呼吸

（1）将患者头后仰，抬高下颏，清除口腔异物。

（2）人工呼吸：如简易球囊辅助呼吸、口对口人工呼吸等，口对口人工呼吸吹气时捏住患者鼻孔，如患者牙关紧闭，可行口对鼻人工呼吸，使患者胸部隆起为有效，吹气 12 ~ 16 次 /min，人工呼吸要与胸外心脏按压以 2 ：30 频率交替进行。

（3）吸氧。

（4）若自主呼吸不能恢复，应尽快行气管插管使用机械通气。

3. 纠正酸中毒

如果 10 min 仍不能复苏，血气 PH < 7.90，可用 5% 碳酸氢钠 100 mL 缓慢静脉注射，可重复应用。

4. 亚低温治疗。

## 四、护理诊断

1. 循环障碍

与心脏收缩障碍有关。

2. 清理呼吸道无效

与微循环障碍、缺氧和呼吸型态改变有关。

3. 潜在并发症

脑水肿、感染、胸骨骨折等。

## 五、护理目标

1. 抢救患者生命。

2. 减少并发症的发生。

## 六、护理措施

复苏后的护理措施如下：

1. 基础护理

（1）保持床单位清洁、干燥、平整、无渣屑。

（2）加强晨晚间护理，每天进行温水擦浴，必要时可热敷受压部位，改善血液循环。

（3）根据病情，每 30 min 至 2 h 翻身 1 次，避免拖、拉、推患者，以免皮肤磨损。

2. 气道管理

（1）保持气道通畅，及时拍背、排痰。

（2）如为气管吸痰，需严格无菌操作，预防感染。

（3）吸痰前后给予高浓度氧通气 2 ~ 3 min。每次吸痰不应超过 15 s。痰液过多的患者应给氧、吸痰交替进行，避免低氧血症。

（4）定时予气管插管气囊放气，一般 4 ~ 6 h，放气 10 ~ 30 min，避免气管黏膜受压过久坏死。

（5）呼吸机管道每周更换或消毒。

3. 鼻饲护理

（1）给予高蛋白、低脂、高维生素、高热量流质。

（2）鼻饲要定量、定时，4 ~ 5 次 /d，200 ~ 300 mL/ 次。根据患者心功能情况，鼻饲温水 200 ~ 300 mL/ 次，4 ~ 5 次 /d。

（3）每次鼻饲前后应用温水冲洗胃管，鼻饲后胃管末端应反折用无菌纱布包裹。

（4）鼻饲液应现配现用，冰箱保存不得超过 24 h。

（5）长期鼻饲的患者胃管每周更换 1 次，双侧鼻孔交替进行。

4. 尿管护理

（1）安置保留尿管时应严格无菌操作。

（2）准确记录尿量、性状、颜色。

（3）消毒尿道口 2 次 /d。

（4）引流袋每周更换 2 次，尿管每月更换 1 次。

（5）必要时可用生理盐水或者生理盐水 500 mL ＋ 庆大霉素 8 万 U 冲洗膀胱。

5. 口腔护理

（1）口腔护理 2 次 /d。

（2）发现口腔黏膜溃疡时可局部涂抹碘甘油。

（3）发现口唇干裂可涂抹石蜡油或唇膏。

6. 眼部护理

由于昏迷患者多眼睑闭合不全，容易发生角膜炎、结膜炎等，应每天用盐水冲洗 1 次，遵医嘱使用滴眼液。必要时可使用油纱布遮盖眼部。

7. 亚低温疗法的护理

（1）定时检查冰帽温度，保持有效的降温效果。

（2）用干毛巾保护双耳，避免冻伤耳部。

（3）密切观察患者使用后的反应，有无寒战，如发生可遵医嘱使用镇静剂和解痉剂或短效肌肉松弛剂。

8. 心理护理

（1）昏迷患者对外界仍有感知能力，可以给患者听音乐，鼓励家属多与患者聊天，促进早日苏醒。

（2）患者清醒后，耐心解释给予相关各项健康教育。消除患者顾虑，促进康复。

微信扫码

◆临床科研
◆医学前沿
◆临床资讯
◆临床笔记

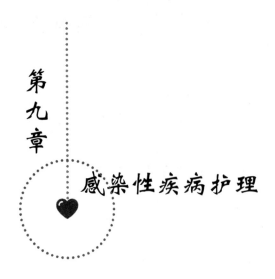

第九章

感染性疾病护理

# 第一节　感染性腹泻的护理

感染性腹泻（infectious diarrhea）是一常见病和多发病，是由病原微生物及其代谢产物或寄生虫所引起的以腹泻为主的一组肠道传染病。我国传染病防治法中，将霍乱列为甲类强制管理传染病，痢疾、伤寒列为乙类严格管理传染病，其他病原体引起的感染性腹泻列为丙类监测管理传染病。

## 一、病因与发病机制

### （一）病原学

感染性腹泻是一组广泛存在并流行于世界各地的胃肠道传染病，也是当今全球性重要的公共卫生问题之一。其发病率仅次于上呼吸道感染。在我国感染性腹泻发病率居传染病之首位。引起感染性腹泻的病原体有细菌、病毒、寄生虫、真菌等。导致感染性腹泻的主要病原体见表9-1。

表9-1　感染性腹泻的主要病原体

| |
| --- |
| 1. 病毒 |
| 　轮状病毒（RV、ARV）、诺瓦克病毒、肠腺病毒、嵌杯病毒、星状病毒 |
| 2. 细菌 |
| 　志贺菌属（痢疾杆菌）、沙门菌属、大肠埃希菌属、空肠弯曲菌、耶尔森菌、弧菌属、气单胞菌属、邻单胞菌属、变形杆菌、金黄色葡萄球菌、难辨梭状芽孢杆菌 |
| 3. 真菌 |
| 　白色念珠菌 |
| 4. 原虫 |
| 　溶组织内阿米巴、贾氏兰第鞭毛虫 |
| 5. 蠕虫 |
| 　血吸虫、姜片虫、钩虫、蛔虫、鞭虫、绦虫 |

从全球看引起感染性腹泻的病原体以细菌和病毒最为主要，细菌中志贺菌、大肠埃希菌、沙门菌、O1群及O139群霍乱弧菌、副溶血弧菌及空肠弯曲菌等占有重要位置；病毒中最多见的是轮状病毒。从我国感染性腹泻的发病现状观察，位居前列的是由志贺菌或轮状病毒；其次为大肠埃希菌或空肠弯曲菌；沙门菌腹泻以食物中毒为主，一般居第3或第4；弧菌性腹泻多见于沿海各地；由寄生虫作为病原体的腹泻，仍以阿米巴痢疾较为多见。

### （二）流行病学

**1. 传染源**

主要是受病原体感染的人或动物，包括患者、病原携带者及致病食物。

**2. 传播途径**

主要经粪 – 口途径传播。水、食物、生活接触及媒介昆虫均可单一或交错地传播疾病。

**3. 人群易感性**

普遍易感。多数无年龄、性别区别，但轮状病毒主要侵犯婴幼儿。病后免疫既短又不稳定，可多次感染或复发。

**4. 流行特征**

全年均可发病，一般有明显的夏秋季节发病高峰，流行与暴发也多发生在夏秋季节。但许多感染如轮状病毒、诺瓦克病毒腹泻主要发生在冬春季节。

近年来，国内外旅游事业迅猛发展，引发的旅行者腹泻（traveler's diarrhea）是指因个体初到一个新环境，机体内外环境改变而引起的短暂性腹泻。可分为肠道感染性和非感染性两类，仍以感染性腹泻为主。特殊感染性腹泻增多，表现在以下方面：①免疫功能低下患者发生的腹泻。②抗生素相关性腹泻。③耐药细菌的感染。④医院感染相关腹泻。

### （三）发病机制

感染性腹泻病原体主要通过侵袭性或非侵袭性作用致病，主要发病机制为：

**1. 肠毒素**

病原体进入肠道后，并不侵入肠上皮细胞，仅在小肠繁殖，产生大量肠毒素，导致肠黏膜上皮细胞分泌功能亢进，产生水和电解质，临床表现以分泌性腹泻为主，常见病原体有霍乱弧菌、大肠埃希菌、沙门菌属等。

**2. 侵袭和破坏上皮细胞**

病原体通过其侵袭作用，直接侵入肠上皮细胞或分泌细胞毒素，引起肠黏膜炎性和溃疡病变，导致痢疾样症状及腹泻。常见病原体有志贺菌属、肠出血大肠埃希菌、肠侵袭性大肠埃希菌等。

**3. 黏附作用**

病原体黏附于肠黏膜上皮细胞后，导致细胞微绒毛结构消失和乳糖分泌减少，引起肠道对营养物质和电解质吸收减少和食糜渗透压升高，因而发生吸收不良和渗透性腹泻，表现为水样腹泻。常见病原体有轮状病毒、诺瓦克病毒、肠致病性大肠埃希菌等。

## 二、临床表现与诊断

### （一）临床表现

**1. 非侵袭性腹泻**

由于病原体为非侵袭性，多无组织学变化，其感染主要在小肠，临床特征是全身中毒症状不明显，无发热或明显腹痛，腹泻为水样便、量多、不伴有里急后重，易导致失水与酸中毒，大便内无炎性细胞，病程一般短（1~3d）。霍乱、产毒素性大肠杆菌（ETEC）、病毒性腹泻及大多数细菌性食物中毒属此类型。

**2. 侵袭性腹泻**

侵袭性腹泻病原体多为侵袭性，肠道病变明显，可排出炎性渗出物，主要累及结肠。其临床特征是全身毒血症状较明显，有发热、腹痛和里急后重，腹泻多为黏液血便，或血性水样便，便次多而量少。大便镜检时有大量白细胞和红细胞。志贺菌属、肠出血大肠埃希菌、肠侵袭性大肠埃希菌、沙门菌、空肠弯曲菌等属此类型。

### （二）诊断要点

**1. 准确收集流行病学资料**

当地流行情况、季节、进食不洁饮食史、接触史等。

2. 临床表现

每日 3 次或 3 次以上的稀便或水样便，食欲下降、呕吐或不呕吐，可伴有发热、腹痛及全身不适等症状。

3. 实验室检查

（1）病原学诊断。

①粪培养：对疑有细菌、真菌感染者，对粪便或肛拭子标本进行培养，大便培养应重复多次进行，并尽量在抗菌药物使用前留取标本，以提高阳性率。由于病原菌的多重耐药菌株不断增加，因此，对于培养出的阳性菌株应常规进行药物敏感试验，以便指导临床用药，提高治愈率。

②感染性腹泻病原菌的 PCR 检测：聚合酶链反应（PCR）是体外酶促合成特异 DNA 片段的一项新技术，近年在感染性腹泻的病原诊断方面得以运用，以便从标本中直接鉴定病原菌和分离菌株。

③核酸检测：以病毒基因、其体外转录的 mRNA、用病毒基因克隆的 cDNA、细菌 DNA 等，经放射性核素或生物素标记作为探针进行杂交，可对某些病原作出特异性诊断，此即核酸杂交技术。

（2）粪便白细胞的检查：侵袭性病原体感染者大便中含有大量中性粒细胞，而致毒素性病原体、病毒和食物中毒造成水样便，粪便镜检只见少量有形成分。

## 三、治疗原则

针对腹泻类型，治疗有所侧重，分泌性腹泻以补液疗法为主，抗菌病因治疗为辅；侵袭性腹泻除补液外，尚需进行抗菌病因治疗；病毒性腹泻大都为自限性，对小儿与虚弱者应注意纠正脱水。

## 四、常见护理问题

### （一）传染性

1. 相关因素

与病原体可通过粪 – 口途径传播有关。

2. 护理措施

（1）收集流行病学资料、临床特征，通过病理生理学的分析对感染性腹泻患者作出假设的病因诊断，协助尽早诊断出霍乱、菌痢、伤寒等甲类、乙类肠道传染病。

（2）霍乱。

①2 h 内传染病网络报告。

②按甲类传染病严密隔离，确诊患者和疑似患者应分别隔离。

③密切接触者，严格检疫 5 d，并预防性服药。

④排泄物消毒处理。

⑤症状消失 6 d 后，连续 3 次粪便培养阴性后解除隔离。

（3）细菌性痢疾（简称菌痢）或其他感染性腹泻。

①按消化道隔离。

②菌痢接触者医学观察 7 d。

③服务行业（尤其饮食业）者定期检查，慢性带菌者调换工种，接受治疗。

④菌痢患者症状消失后，连续 2 次粪便培养阴性后解除隔离。

### （二）腹泻

1. 相关因素

与病原体产生促进肠道分泌的毒素或引起肠道炎症病变有关。

2. 临床表现

（1）菌痢：黏液脓血便伴发热、腹痛、里急后重者。

（2）霍乱：无痛性腹泻，米泔水样大便，伴喷射状呕吐。

（3）其他感染性腹泻：稀水样便，伴腹痛、呕吐。

3. 护理措施

（1）病情观察：观察腹泻的次数、性状、伴随症状与体征；观察全身状况包括神志意识、血压、脉搏与皮肤弹性，判断脱水程度（表9-2）与治疗效果。

表9-2　脱水程度

| | 轻度 | 中度 | 重度 |
|---|---|---|---|
| 皮肤弹性 | 轻度减低 | 中度减低 | 明显减低 |
| 皮皱恢复时间 | 2 s | 2～5 s | 5 s |
| 眼窝 | 稍凹陷 | 明显下陷 | 深度凹陷 |
| 指纹 | 正常 | 皱瘪 | 干瘪 |
| 声音 | 正常 | 轻度嘶哑 | 嘶哑或失声 |
| 神志 | 正常 | 呆滞或烦躁 | 嗜睡或昏迷 |
| 尿量 | 正常 | 少 | 无尿 |
| 血压 | 正常 | 轻度下降 | 出现休克 |

（2）休息：腹泻频繁者卧床休息，严重脱水、疲乏无力者应协助床上排便，以免增加体力消耗。

（3）饮食。

①严重腹泻伴呕吐者可暂时禁食6～8 h，症状好转后少量进食。

②病情控制后，进食流质，适当补充糖盐水或口服补液盐（oral rehydration salts，ORS）。

③轻症患者鼓励进食，腹泻期间，消化、吸收能力下降，常常伴有乳糖酶缺乏，饮食以清淡、少渣流质或半流质，避免牛奶等含乳糖食物，以免肠胀气。

④恢复期：高热量、高蛋白、低纤维易消化半流质饮食，避免生冷（如水果）、多渣饮食。

（4）保持水、电解质平衡：轻度、中度脱水者可口服ORS，重度脱水者静脉补液，在补液过程中，观察血压及末梢循环，调整输液速度和液体的浓度。

（5）皮肤护理。

①腹泻频繁者，每次排便后清洗肛周。

②老年患者，肛门括约肌松弛，易大便失禁，每次便后清洗肛周，并涂上油膏，或用1∶5 000高锰酸钾溶液坐浴，防止皮肤糜烂。

③保持床单清洁、干燥，减少局部刺激。

④腹泻伴里急后重者，避免排便用力过度，以免脱肛，如发现脱肛，可戴橡皮手套轻柔地助其回纳。

（6）对症护理。

①腹痛者，观察疼痛的范围、性质、与腹泻的关系、腹部体征。感染性腹泻的疼痛，主要是胃肠肌肉痉挛所致，常表现为左上腹、脐周或左下腹疼痛，便后缓解，应用解痉药后，一般在短时间（5～10 min）可缓解。对持续腹痛者，应加强观察，注意与外科、妇科急腹症鉴别。

②呕吐者，协助坐起或头偏一侧，防止窒息及时漱口，保持口腔清清。

（7）标本采集：挑选新鲜粪便的脓血、黏液部分送细菌培养。直肠拭子标本可置于Stuart培养基中运送，以免标本干燥病原体死亡。临床怀疑有特殊病原体感染应注明，以便接种特殊培养基。标本可连续多次送检以提高阳性率。

**（三）脱水**

1. 相关因素

与细菌及其毒素作用于胃肠黏膜，导致呕吐、腹泻引起大量体液丢失有关。

2. 临床表现

面色苍白，四肢湿冷，血压下降，脉细速，尿少，烦躁等休克征象。

3. 护理措施

（1）休息：急性期卧床休息，协助床旁排便，以减少体力消耗，有休克征象者，平卧或休克体位，注意保暖。

（2）病情监测：记录呕吐物及排泄物的性质、颜色、量、次数。观察生命体征和神志的变化，根据皮肤的弹性、尿量、血压的变化等判断脱水的程度，并结合实验室生化检查为治疗提供依据。

（3）输液护理。

①原则：早期、迅速、足量补充液体和电解质。

②安排：先盐后糖、先快后慢、纠酸补钙、见尿补钾。

③输液量：轻度脱水者口服补液为主。呕吐不能口服者静脉补液 3 000 ~ 4 000 mL/d，最初 1 ~ 2 h 宜快速滴入，速度为 5 ~ 10 mL/min。中度脱水者补液量 4 000 ~ 8 000 mL/d，最初 1 ~ 2 h 宜快速滴入，待血压、脉搏恢复正常后，再减慢速度为 5 ~ 10 mL/min。重度脱水者补液 8 000 ~ 12 000 mL/d，一般两条静脉管道同时输入，开始按 40 ~ 80 mL/min 滴入，以后按 20 ~ 30 mL/min 滴入，直至脱水纠正。

④输液过程中观察有无呼吸困难、咳泡沫样痰及肺底湿啰音，防止肺水肿及左侧心力衰竭的发生。

⑤抗休克治疗有效的指征：面色转红、发绀消失，肢端转暖，血压渐上升。收缩压维持在 80 mmHg 以上，脉压 > 30 mmHg。脉搏 < 100 次/min，充盈有力，尿量 > 30 mL/h。

（4）口服补液：感染性腹泻不损害肠黏膜对钾的吸收和葡萄糖 – 钠共同转运机制，摄入葡萄糖可促进钠的吸收。

①适应证：轻度、中度脱水。

②禁忌证：顽固性呕吐、严重腹胀或肠鸣音消失、心、肾功能不全、新生儿、糖尿病、严重高钠血症或低钠血症患者。

③方法：不能获得市售的 ORS，可采用替代品，如在每升饮用水中加入 1 平勺食盐和 4 满勺糖或 500 mL 米汤中加 1.5 ~ 2 g 食盐。ORS 服用方法：使用前加温水 1 000 mL 稀释。成人口服 750 mL/h，小儿口服 250 mL/h，以后每 6 h 口服量为前 6 h 泻吐量的 1.5 倍。

## 五、健康教育

### （一）心理疏导

实施严密隔离的霍乱或疑似霍乱患者，会不同程度地出现焦虑抑郁状态，向患者解释疾病的发生、发展过程，说明严密隔离的重要性及隔离期限，教会患者需配合的注意事项和方法，使患者尽快适应隔离环境，配合治疗。

### （二）饮食指导

1. 根据病情的进展，教会患者合理饮食。

2. 鼓励口服补液，并教会正确的方法。

3. 慢性菌痢者避免暴饮暴食，避免进食生冷食物，如冷饮、凉拌菜等，以免诱发急性发作。

### （三）用药指导

1. 根据医嘱指导合理使用抗生素，防止因疗程不足而影响疗效，防止滥用抗生素引起耐药或菌群失调。

2. 使用止泻或收敛药物时，观察腹泻的次数和量，及时调整，防止用药时间过长或过量引起便秘。

3. 减少抗生素对胃黏膜的刺激，指导患者饭后服药。

### （四）出院指导

针对感染性腹泻的感染因素：如饮食时用手拿、隔夜菜不加热、外出聚餐、生食海鲜等不良饮食习惯，进行卫生知识宣教。

1. 养成洗手习惯：在接触动物和动物制品、患者以及污染物后尤为重要。

2. 注意饮食卫生：保证进食蒸熟食物、消毒牛奶和洁净饮用水。

3. 减少聚餐机会。

4. 高危人群注意避免某些危险因素：如肝硬化等慢性肝病患者进食某些海产品易发生创伤弧菌感染。免疫系统缺陷人群进食奶酪、某些熟食易发生单核细胞增多性李斯特感染。这些人群应避免上述食物。

### （五）旅游者腹泻的预防

1. 提高旅游者的卫生意识：外出旅游保持良好的个人卫生习惯，确保饮食、饮水卫生。

2. 抗生素预防：是目前尚有争议的一个问题，抗生素对旅游者腹泻有良好的保护作用，但一般不建议每一个旅客都使用。抗生素预防宜用于：①短程（3～5 d）旅行者，预防成功的概率在延缓12～24 h后会大大降低。②参加官方访问的旅行者，这些人出于应酬不能严格遵守饮食规范。③内科疾病患者，由于急性腹泻伴有酸中毒。这些人的总体健康状况会更差。④胃酸分泌较低的患者，因为这些患者所拥有的胃酸杀菌功能较差。⑤免疫力低下的旅游者。⑥已知有炎性肠道疾病的患者。

# 第二节　禽流感病毒感染的护理

禽流行性感冒（avian influenza，AI）简称禽流感，是由甲型禽流感病毒（avian influenza virus，AIV）引起的一种禽类烈性传染病。近年来不断出现 AIV 感染人类而引起人禽流感。禽流感病毒感染（avian influenzavirus infection）是指由甲型禽流感病毒某些亚型的毒株引起的人的急性呼吸道传染病。病情轻重不一，严重者可致败血症、休克、多脏器功能衰竭以及 Reye 综合征等多种并发症而致人死亡。我国大陆自 2005 年 11 月报告首例人感染高致病性禽流感（即人感染 H5N1 禽流感病毒）病例以来，至 2007 年 11 月，有 12 个省份报告发现疫情，报告病例总数 24 例。

## 一、病因与发病机制

### （一）病原学

AIV 属正粘病毒科甲（A）型流感病毒属，为单股负链 RNA 病毒。

流感病毒依据其外膜的血凝素（HA）和神经氨酸酶（NA）抗原特异性不同，可分为若干亚型，目前，HA 有 15 个亚型（H1～H15），NA 有 9 个亚型（N1～N9），任何一种 HA 与任何一种 NA 结合后即为一种血清亚型。这两种抗原可不断发生变异，而且各亚型之间没有交叉免疫。引起人类流感流行的与 H1～H3 和 N1、N2 相关，引起禽类流感暴发流行的主要是 H5 和 H7，其次是 H9 和 H4。历史上多次暴发的禽流感，包括最为严重的 1983 年美国和 1995 年墨西哥的两次大暴发，均未见有关禽流感病毒感染人类的报道。因为对于特定生物，病毒需要特定基因来制造表面蛋白质，以便与生物体内的蛋白质结合成功，才能导致感染。不同病毒分别感染不同的生物，越过物种界限并不容易。但是，在人与动物接触频繁的情况下，可能会有一些毒株发生变异，变得能感染人类。目前发现能引起人类禽流感病毒感染的病毒亚型主要有 H5N1、H9N2、H7N7、H7N2、H7N3 等，其中感染 H5N1 的患者病情重，病死率高。

在自然条件下，AIV 的抵抗力较强，在凉爽和潮湿的环境中，AIV 可存活 30～50 d，在干燥尘埃中存活 2 周，在粪便中存活 1 周，在水中存活 1 个月，在低温（-20℃）、干燥或甘油中可保持活力 1 年以上，在冷冻的禽肉和骨髓中可存活 10 个月。但对乙醚、氯仿和丙酮等有机溶剂及紫外线均敏感。常用消毒剂如甲醛、氧化剂、稀酸、含氯石灰、碘剂等容易将其灭活。AIV 对热敏感，56℃加热 30 min，60℃加热 10 min，70℃加热数 min，100℃加热 1 min 即可将其灭活。阳光直射下 40～48 h 也可灭活。

### （二）流行病学

1. 流行特征近年来，世界各地不断发现人类禽流感病毒感染病例，其中感染 H5N1 者预后较差，病死率约为 30%，2004—2006 年在越南、泰国和我国感染 H5N1 者的病死率，远高于此数据，其中 13 岁以下的儿童多见，而且病情较重。本病常年发病，但以冬春季较多。

2. 传染源：主要为患禽流感或携带禽流感病毒的鸡、鸭、鹅等家禽。野禽、候鸟等能携带病毒进行远距离传播。不排除人作为传染源的可能，但至今尚未证实。

3. 传播途径：通过密切接触病禽及其分泌物、排泄物，受病毒污染的水，以及直接接触病毒毒株被感染。同时，也存在通过呼吸道传播，通过眼结膜或破损皮肤引起感染。

4. 易感人群：人群普遍易感。高危人群包括兽医，从事鸡、鸭、鹅、猪等动物的饲养、贩运和屠宰人员。

### （三）发病机制与病理

1. 发病机制

目前发病机制尚不清楚。

2. 病理

从部分死亡病例进行解剖发现，主要是肺脏充血和水肿，肺泡呈间质性纤维化，弥漫性机化损伤；广泛肝小叶和肾小管坏死；其他脏器如血液和淋巴组织系统、脾脏均有严重损害。

## 二、临床表现与诊断

### （一）临床表现

1. 潜伏期

一般为 1 ~ 3 d，最长在 7 d 以内。

2. 临床症状

（1）H5N1 病毒感染：多呈急性起病，早期症状类似普通型流感，主要为发热，体温大多持续在 39℃以上，热程 1 ~ 7 d，一般为 3 ~ 4 d，同时伴有流涕、鼻塞、咳嗽、咽痛、头痛、肌肉酸痛和全身不适。部分患者可出现恶心、腹痛、腹泻、稀水样便等消化道症状。多数轻症病例预后良好。重症患者病情发展迅速，可出现肺炎、急性呼吸窘迫综合征、肺出血、胸腔积液、全血细胞减少、肾衰竭、败血症、休克及 Reye 综合征等多种并发症，严重者可致死亡。治疗中若体温持续超过 39℃，需警惕重症倾向。

实验室检查外周血白细胞计数正常或降低，部分患者淋巴细胞减少。胸部 X 线检查为单侧或双侧肺炎改变。患者呼吸道标本（如鼻咽分泌物、口腔含漱液、气管吸出物或呼吸道上皮细胞），检测出 H5N1 病毒抗原及基因或分离出 H5N1 病毒，可以确诊。

（2）H7N7 病毒感染：症状较轻，大多数患者可出现眼结膜炎，少数患者伴有温和的流感样症状。

（3）H9N2 病毒感染：仅引起一过性的流感症状。

### （二）诊断

参照中华人民共和国人禽流感诊疗方案（2005 版修订版），即：根据流行病学史、临床表现及实验室检查结果，排除其他疾病后，制定了人禽流感医学观察病例、疑似病例、临床诊断病例、确诊病例的诊断标准。

## 三、治疗原则

### （一）隔离

对疑似和确诊患者应进行隔离治疗，防止病情恶化及疾病扩散。

### （二）对症支持治疗

可应用解热镇痛药降低体温，缓解头痛和全身酸痛等；使用缓解鼻黏膜充血药减轻鼻塞和流涕；使用止咳祛痰药来减轻咳嗽等。

### （三）抗流感病毒治疗

应在发病 48 h 内试用抗流感病毒药物，如金刚烷胺、达菲等。

重症患者在常规治疗的基础上，还需加强支持治疗和防治各种并发症

## 四、常见护理问题

### （一）潜在的危险：传染性

1. 相关因素

可能与患者呼吸道分泌物中分离出特定病毒有关。

2. 危险因素评估

（1）人作为传染源虽然尚未证实，但有报道。1997 年香港高致病性禽流感暴发时，大部分患者有鸡鸭等动物接触史或可能接触史。但其中有 1 例 3 岁患儿，其 2 岁表弟和 5 岁表姐先后发病，患儿相互之间有接触史，但其表弟和表姐却无鸡、鸭接触史；2004 年越南报道的疑似病例中有 2 例来自同一家庭。

（2）由于禽流感病毒的特异性，目前发现感染人类的禽流感病毒不含有人类及猪等哺乳动物的基因片断，即禽流感病毒不能直接传给人类。禽流感病毒还具有变异快的特点，如果人类同时感染了禽、人 2 种流感病毒，2 种流感病毒在人体细胞中发生重组，使禽流感病毒获得人体基因片断并具备对人类细胞的亲嗜性，此种新病毒将可能引起全球流感大流行。

3. 护理措施

（1）我国传染病防治法规定本病属乙类传染病，按甲类传染病管理。

（2）隔离：按呼吸道严密隔离，隔离期一般为 1 周或至主要症状消失。感染 H5N1 病毒者，隔离期为 3 周。

（3）为防止出现人类间相互传染，对患者和医务人员的具体隔离措施参照严重急性呼吸综合征的要求。

### （二）体温升高

1. 相关因素

与病毒血症有关。重症患者除病毒血症外，可能还与继发细菌感染有关。

2. 临床表现

主要见于 H5N1 型禽流感病毒感染，表现为起病急骤，体温持续在 39℃以上，热程 1 ~ 7 d，一般 2 ~ 3 d 多见。

3. 护理措施

（1）休息：应卧床休息，多饮水。

（2）饮食：易消化的半流饮食。病情危重不能经口进食期间，应采取留置胃管经胃肠道营养加部分静脉营养的方式保证营养的摄入。

（3）病情观察：①加强生命体征的监测。监测体温、脉搏，尤其小儿患者应预防高热惊厥的发生或出现体温不升；监测呼吸，注意呼吸节律和呼吸频率，观察有无呼吸困难、发绀等缺氧症状；监测血压，注意有无出血倾向。②密切观察血常规，白细胞、血小板，尤其是淋巴细胞减少是死亡的高危因素。③ H5N1 型禽流感病毒感染后咽拭子病毒负荷量高，准确采集咽拭子标本，以便尽早分离出病原体。

（4）降温：首先采用物理降温方法，如冰敷、温水擦浴、乙醇擦浴等，必要时使药物降温。在降温过程中应密切观察病情变化，注意保暖，降温后应及时观察降温效果并做好记录。

（5）儿童避免使用阿司匹林等水杨酸类药物退热，以免引起 Reye 综合征。Reye 综合征多发生在 2 ~ 16 岁儿童，其临床表现为：在热退数日后出现恶心、呕吐，继而出现嗜睡、昏迷、惊厥等神经系统症状，脑脊液压力升高，细胞数正常，脑脊液中可检测出流感病毒 RNA；肝大而无黄疸，肝功能轻度损害，血氨增高。病理检查可发现脑水肿和缺氧性神经细胞退行性变，肝细胞脂肪变性。

（6）口腔护理：保持口腔清洁，防止口腔细菌、真菌感染。对重症患者进行口腔护理时，应注意口腔黏膜是否有血疱、牙龈出血，及早发现出血倾向。

（7）皮肤护理：出汗多的患者应注意勤更衣，保持皮肤清洁干燥。

## （三）低效性呼吸状态

1. 相关因素

与肺部病变引起呼吸浅快，同时血中氧含量急剧下降有关。

2. 临床表现

H5N1 型禽流感病毒感染早期可以出现下呼吸道症状，表现为呼吸急促、呼吸窘迫、吸气异常爆裂音，时有血痰，严重者出现呼吸衰竭。X 线胸片有明显异常改变。

3. 护理措施

（1）注意休息：重症患者应绝对卧床休息，减少机体耗氧量。

（2）密切观察呼吸频率、节律和幅度，监测血氧饱和度，有呼吸困难者应给予氧疗。出现呼吸衰竭的患者应及时行机械通气，并执行相应的机械通气护理常规。

（3）密切观察患者咳嗽的性质，痰液的颜色、性状和量。避免患者用力和剧烈咳嗽，可经常协助患者翻声、拍背，鼓励患者多饮水，患者咳嗽、咳痰时，护理人员应站在患者的背面。行机械通气的清醒患者可给予超身雾化吸入。

（4）各项护理操作尽量集中实施，减少对患者不必要的刺激。各项高危操作，如更换床单、气管内吸痰、采集标本等，动作应轻、准、稳，尽量缩短护理人员的暴露时间。

# 五、健康教育

## （一）心理指导

H5N1 病毒感染发病初期症状与普通流感类似，应引起足够重视。关心患者，反复追问患者有无可疑的禽流感病毒接触史，正确采集标本，以协助医生尽早确诊。确诊病例，患者因持续高热、症状加重而出现情绪波动时，护士应安慰患者，帮助患者树立战胜疾病的信心，鼓励患者表达自己的不适症状，以便及时给予帮助；并及时转达其家人的关怀，使患者体会到被关爱和被照顾，从而产生安全感，积极配合治疗。本病 < 13 岁的儿童多见，在沟通和心理指导时，要多考虑儿童的特点，才能取得更好的效果。

## （二）饮食指导

发热期间应进食易消化的半流饮食，如面条、馒头、稀饭、面包等，适当补充新鲜果汁；重症患者要确保热量供应，按体重计算热量，不能口服部分，静脉补充。为了维持机体在高分解代谢状态下的正氮平衡，应保证优质蛋白的摄入占总热量的 20%，同时供给各种维生素等营养物质。使用机械通气的患者可采取留置胃管给予鼻饲饮食或给予静脉输入全合 – 肠外营养液。

## （三）休息与活动

患者发热期间应注意卧床休息，减少活动；如出现胸闷、气促，应绝对卧床休息，避免各项活动，护士应协助做好生活护理，避免一切不必要的刺激，各项护理治疗工作尽量集中进行。病情好转后逐渐增加活动量，先在病床上独坐，然后扶床站立，再在室内慢走；同时每天应训练深呼吸，如用鼻深吸气至不能再吸时，屏气 1～2 s 后用口呼气，使气体尽量排出，此方法有利于增大肺泡通气量，可防止肺泡萎陷及利于萎陷的肺泡膨胀。

## （四）用药指导

1. 用于禽流感病毒感染的抗病毒药物分为 3 类

即神经氨酸酶抑制药奥司他韦（Oseltamivir，商品名为达菲）；离子通道 $M_2$ 阻滞药金刚烷胺（Amantadine）和金刚乙胺（Rimantadine）；利巴韦林（又称三氮唑核苷、病毒唑）。其中奥司他韦为首选的抗 H5NI 药物，可减少肺炎和支气管炎并发症，减少抗生素的使用和缩短住院时间，不良反应有恶心、呕吐，症状是一过性的，常在服用第 1 剂时发生。早期应用金刚烷胺可阻止病情发展、减轻病情、加速疾病的恢复、改善预后，不良反应有注意力不集中、眩晕、嗜睡等神经系统症状。

2. 对中毒症状较重、并发急性呼吸窘迫综合征、休克、脑水肿等患者

可采用肾上腺糖皮质激素短期冲击治疗，在用药期间应注意类固醇药物的不良反应，如骨的缺血性

坏死、结核病的播散、真菌性感染等。

**（五）出院指导**

1. 保持乐观的心情，适当加强体育锻炼，注意劳逸结合。

2. 进食新鲜食物，注意生熟食要分开，食物应煮熟煮透。

3. 室内应注意通风换气，保持空气新鲜。

4. 如有不适，应及时门诊复查。

**（六）预防**

1. 加强禽类管理，监测和控制传染源

（1）加强动物监督检疫工作，特别是周边国家或地区发生疫情后，防止禽流感传入我国。

（2）避免家禽与野生禽类的接触，使家禽远离可能污染的水源。家禽和家畜不能混养，要特别注意家禽、家畜的粪便进行科学处理。

（3）一旦发现高致病性禽流感，为防止疫情扩散，应立即封锁疫源地，将病禽所在禽场（户）或其他有关屠宰、经营单位划为疫点，捕杀以疫点为中心 3 km 内的所有家禽，彻底销毁受污染的物品，彻底消毒疫区环境，并做无害化处理。距疫区 5 km 内的周边地区划为受威胁区，对家禽应强制免疫。10 km 以内禁止活禽交易。

（4）活禽市场应加强管理，使用便于消毒的塑料笼子，每天对市场进行彻底消毒，未出售的禽类不得再带回养禽场。

2. 加强对重点人员的知识宣教，切断传播途径

（1）发生禽流感疫情时，一般人员应尽量避免与病禽接触，特别是儿童、老人及体弱者。对进入疫区的工作人员和消毒防疫人员，应穿防护服，戴防毒面具或口罩，戴手套。接触禽类后，要用洗手液和清水彻底洗手。必要时预服抗病毒药物。

（2）一旦发生人禽流感病毒感染疫情，应对患者所在单位和家庭进行彻底消毒，患者应住院隔离治疗。

（3）收治禽流感病毒感染患者的医院门诊和病房，以及检测病毒的实验室应做好隔离消毒和防护工作，防止医院感染和实验室的感染和传播。

3. 养成良好的卫生习惯，提倡健康的生活方式

（1）加强体育锻炼，避免过度劳累。

（2）注意饮食卫生，勿食生或不熟的禽产品，案板要生熟分开，禽产品一定要烹熟后再食用。

（3）室内空气应保持新鲜流通，个人应养成勤洗手、剪指甲，不随地吐痰的良好习惯。

4. 预防接种

到目前为止，尚未研究出可供人类使用、能有效预防禽流感的疫苗。一般用于甲型流感病毒的三联疫苗主要预防人类流感，对 H5N1 禽流感病毒不起预防作用。在禽流感流行期间，高危人群和儿童、老人、体弱者应注射甲型流感病毒三联疫苗，以防止人类同时感染人、禽 2 种流感病毒，减少基因重组的机会。

# 第三节　麻疹的护理

麻疹（measles）是麻疹病毒引起的一种急性出疹性呼吸道传染病。临床上以发热、上呼吸道炎（咳嗽、流涕）、结膜炎、口腔麻疹黏膜斑（又称柯氏斑，Koplik spot）及全身斑丘疹为主要表现。本病传染性强，易并发肺炎。病后免疫力持久，大多终身免疫。随着麻疹减毒活疫苗的普遍接种，麻疹的流行已得到控制，目前我国的总发病率低于 0.1‰。

## 一、病因与发病机制

麻疹病毒是一种副黏液病毒，仅有一个血清型，抗原性稳定。病毒不耐热，对日光和消毒剂均敏

感，但在低温下能长期存活。

麻疹病毒侵入易感儿后出现 2 次病毒血症。麻疹病毒侵入呼吸道上皮细胞及局部淋巴结，在这些部位繁殖，同时有少量病毒侵入血液形成第一次病毒血症；此后病毒在全身单核巨噬细胞系统内大量复制、繁殖，大量病毒再次侵入血流，造成第 2 次病毒血症，引起全身广泛性损害而出现一系列临床表现如高热和出疹，此时传染性最强。

## 二、临床表现

1. 分期

典型麻疹临床经过可分为以下四期。

（1）潜伏期：平均 10 d 左右。在潜伏期末可有轻度发热、精神差、全身不适。

（2）前驱期（出疹前期）：发热开始至出疹，一般为 3 ~ 4 d。主要有以下症状。

①发热：为首发症状，多为中度以上发热。

②上呼吸道炎：在发热同时出现咳嗽、喷嚏、流涕、咽部充血等卡他症状，眼结合膜充血、流泪、畏光及眼睑水肿是本病特点。

③麻疹黏膜斑：见于 90% 以上患儿，具有早期诊断价值。在发疹前 24 ~ 48 h 出现，在两侧颊黏膜上相对于下臼齿对应处，于出疹后 1 ~ 2 d 迅速消失。

④其他：部分病例可有一些非特异性症状，如全身不适、精神不振、食欲减退、呕吐、腹泻等。

（3）出疹期：一般为 3 ~ 5 d。皮疹多在发热 3 ~ 4 d 后按一定顺序出现，先见于耳后、发际、颈部到颜面部，然后从上而下延至躯干、四肢，最后到手掌、足底。皮疹为略高出皮肤的斑丘疹。出疹时全身毒血症状加重，体温升高，嗜睡或烦躁，厌食，呕吐，腹泻，肺部有少量啰音。易并发肺炎、喉炎等并发症。

（4）恢复期：一般为 3 ~ 5 d。出疹 3 ~ 4 d 皮疹按出疹先后顺序逐渐隐退，1 ~ 2 周完全消失。

2. 非典型麻疹

少数患者，病程呈非典型经过。体内尚有一定免疫力者呈轻型麻疹，常无黏膜斑，皮疹稀而色淡，疹退后无脱屑和色素沉着，无并发症。体弱、有严重继发感染者呈重型麻疹，持续高热、中毒症状重，皮疹密集融合，常有并发症或皮疹骤退、四肢冰冷、血压下降等循环衰竭表现。此外，注射过麻疹减毒活疫苗的患儿还可以出现皮疹不典型的异型麻疹（非典型麻疹综合征）和无典型黏膜斑、无皮疹的无疹型麻疹。

3. 常见并发症

在麻疹病程中患儿可并发肺炎、中耳炎、喉炎、气管及支气管炎、心肌炎、脑炎、营养不良和维生素 A 缺乏等，并可使原有的结核病恶化。

（1）肺炎：是麻疹最常见的并发症，多见于 5 岁以下患儿。继发细菌感染性肺炎时，肺炎症状加剧，体征明显，预后差。

（2）喉炎：麻疹患儿常有轻度喉炎表现，但继发细菌感染所致的喉炎，严重者可窒息死亡。

（3）心肌炎：轻者仅有心音低钝、心率增快、一过性心电图改变，重者可出现心率衰竭、心源性休克。

（4）脑炎：大多发生在出疹后 2 ~ 6 d，脑炎的轻重与麻疹轻重无关。

## 三、实验室检查

1. 一般检查

血白细胞总数减少，淋巴细胞相对增多。中性粒细胞增多提示继发细菌感染。

2. 病原学检查

从呼吸道分泌物中分离出麻疹病毒，或检测到麻疹病毒均可作出特异性诊断。

3. 血清学检查

皮疹出现 1 ~ 2 d 即可用酶联免疫检测法从血中检出特异性 IgM 抗体，有早期诊断价值。

## 四、护理措施

1. 基础护理

（1）卧床休息：卧床休息至皮疹消退、体温正常为止。室内温度维持在 18 ~ 22℃，湿度 50% ~ 60%。衣被合适，勿捂汗。

（2）保证营养的供给：饮食以清淡、易消化、营养丰富的流食、半流食为宜，少量多餐。鼓励多饮水，必要时按医嘱补液。恢复期应添加高蛋白、高能量及多种维生素的食物。

2. 疾病护理

（1）对症护理。

①监测体温，观察热型：处理麻疹高热时需兼顾透疹，不宜用药物及物理方法强行降温，尤其禁用冷敷及乙醇擦浴。如体温升至 40℃ 以上时，可用小剂量退热药或温水擦浴。

②保持皮肤黏膜完整性：a. 皮肤护理：保持皮肤清洁，勤换内衣。勤剪指甲，避免患儿抓伤皮肤引起继发感染；b. 口、眼、耳、鼻部的护理：多喂白开水，常用生理盐水或 2% 硼酸溶液洗漱，保持口腔清洁、舒适；眼部因炎性分泌物多而形成眼痂者，应用生理盐水清洗双眼，再滴入抗生素眼药水或眼膏，并加服鱼肝油预防干眼症；防止眼泪及呕吐物流入耳道，引起中耳炎；及时清除鼻痂，保持鼻腔通畅。

（2）专科护理。

①观察病情：出疹期间出现高热不退、咳嗽加剧、呼吸困难及肺部细湿啰音等为并发肺炎的表现；出现声嘶、气促、吸气性呼吸困难、三凹征等为并发喉炎的表现；出现抽搐、嗜睡、脑膜刺激征等为脑炎的表现。

②预防感染的传播：a. 管理传染源：隔离患儿至出疹后 5 d，并发肺炎者延长至出疹后 10 d，密切接触的易感儿，应隔离观察 3 周，若接触后接受过免疫制药者则延至 4 周；b. 切断传播途径：每天用紫外线消毒患儿房间或通风 30 min，患儿衣物在阳光下曝晒。医护人员接触患儿前后应洗手、更换隔离衣或在空气流动处停留 30 min。

保护易感人群：流行期易感儿应尽量避免去公共场所。8 个月以上未患过麻疹者均应接种麻疹减毒活疫苗，7 岁时进行复种，流行期间可应急接种。体弱患儿接触麻疹后，应及早注射免疫血清球蛋白。

3. 健康指导

由于麻疹传染性较强，为控制疾病的流行，应向家长介绍麻疹的流行特点、隔离时间、早期症状等，使其有充分的心理准备，积极配合治疗。无并发症的患儿可在家中治疗护理。指导家长做好消毒隔离、皮肤护理及病情观察等，防止继发感染。

# 第四节　水痘的护理

水痘（varicella，chickenpox）是由水痘 - 带状疱疹病毒（varicella-zoster virus，V-Z virus）引起的小儿常见的急性出疹性疾病，传染性极强，临床特征为皮肤和黏膜相继出现并同时存在斑疹、丘疹、疱疹及结痂，全身症状轻微。患儿感染后可获得持久免疫，但以后可以发生带状疱疹。

## 一、病因与发病机制

水痘 - 带状疱疹病毒即人类疱疹病毒Ⅲ型，仅一个血清型。在小儿时期，该病毒原发感染为水痘，恢复后病毒可长期潜伏在脊髓后根神经节或脑神经的感觉神经节内，少数人在青春期或成年后，病毒可以被激活，再次发病，表现为带状疱疹。

病毒经口、鼻进入人体，在呼吸道黏膜细胞内繁殖，2 ~ 3 d 进入血液，产生病毒血症，可在单核巨噬细胞系统内再次增殖后入血，引起第 2 次病毒血症而发病。病变主要损害皮肤，由于病毒侵入血液往往是间歇性的，故临床表现为皮疹分批出现。病变表浅，预后不留瘢痕。黏膜病变与皮疹类似。

## 二、临床表现

### 1. 典型水痘

潜伏期多为 2 周。表现为低热、不适、厌食、流涕、咳嗽等。常在起病当天或次日出现皮疹。其特点为：①皮疹分批出现，开始为红色斑疹或斑丘疹，迅速发展为清凉、椭圆形小水疱，周围伴有红晕。疱液先透明而后浑浊，且疱疹出现脐凹现象，易破溃，常伴瘙痒，2 ~ 3 d 开始干枯结痂。由于皮疹演变过程快慢不一，故同一时间内可见上述 3 种形态皮疹同时存在，这是水痘皮疹的重要特征。皮疹脱痂后一般不留瘢痕。②皮疹呈向心性分布，躯干多，四肢少，这是水痘皮疹的又一特征。③黏膜疱疹可出现在口腔、咽、眼结膜、生殖器等处，易破溃形成溃疡，疼痛明显。水痘多为自限性疾病，10 d 左右自愈。

### 2. 重型水痘

发生于肿瘤或免疫功能低下的患儿，患儿全身中毒症状较重，高热，皮疹分布广泛，可融合形成大疱型疱疹或出血性皮疹，可继发感染甚至引起败血症，病死率高。

### 3. 先天性水痘

孕妇患水痘时可累及胎儿。妊娠早期感染，可致新生儿患先天性水痘综合征，导致多发性先天性畸形和自主神经系统受累，患儿常在 1 岁内死亡，存活者留有严重神经系统伤残。接近产期感染水痘，新生儿病情多严重，死亡率高。

### 4. 并发症

常见为皮肤继发性细菌感染。少数病例可发生心肌炎、肝炎等。水痘肺炎小儿少见，临床症状迅速恢复，X 线肺部病变可持续 6 ~ 12 周。

## 三、实验室检查

### 1. 血常规

白细胞总数大多正常，继发细菌感染时可增高。

### 2. 疱疹刮片检查

用瑞氏染色可见多核巨细胞，用苏木素 – 伊红染色查见核内包涵体，可供快速诊断。直接荧光抗体染色查病毒抗原也简捷有效。

### 3. 血清学检查

补体结合抗体高滴度或双份血清抗体滴度 4 倍以上升高可明确病原。

## 四、治疗要点

### 1. 对症治疗

皮肤瘙痒时可局部应用炉甘石洗剂或口服抗组胺药。高热时给予退热药。有并发症时进行相应对症治疗。

### 2. 抗病毒治疗

阿昔洛韦为目前首选抗 V–Z virus 药物。但须在水痘发病后 24 h 内应用才有效。此外，尚可酌情选用干扰素。

## 五、护理措施

### 1. 基础护理

室内温度适宜，保持衣被清洁、合适，以免增加痒感。勤换内衣，保持皮肤清洁、干燥。剪短指甲，小婴儿可戴连指手套，避免搔破皮疹，引起继发感染或留下瘢痕。

2. 疾病护理

（1）对症护理。

①减少皮疹瘙痒：温水洗浴，疱疹无破溃者，可涂炉甘石洗剂或 5% 碳酸氢钠溶液，也可遵医嘱口服抗组胺药物；疱疹已破溃者、有继发感染者，局部用抗生素软膏，或遵医嘱 口服抗生素控制感染。

②降低体温：患儿多有中低度发热，不必用药物降温。如有高热，可用物理降温或适量退热药，忌用阿司匹林，以免增加 Reye 综合征的危险。卧床休息到退热，症状减轻。给富含营养的清淡饮食，多饮水，保证机体足够的营养。

（2）专科护理。

①观察病情：水痘临床过程一般顺利，偶可发生播散性水痘，并发肺炎、心肌炎，应注意观察及早发现，并给予相应的治疗及护理。

②预防感染传播。

a. 管理传染源：大多数无并发症患儿多在家中隔离治疗，应隔离至疱疹全部结痂为止。易感儿接触后应隔离观察 3 周。

b. 保护易感患儿：保持室内空气新鲜，托幼机构应做好晨间检查、空气消毒，防止扩散，尤其对体弱、免疫力低下者更应加强保护。对使用大剂量激素、免疫功能受损、恶性病患儿及孕妇，在接触水痘后 72 h 肌肉注射水痘 – 带状疱疹免疫球蛋白（varicella–zoster immune globulin，VZIG），可起到预防或减轻症状的作用。国外已开始使用水痘减毒活疫苗，接触水痘后立即给予可预防发病，即使患病症状也很轻微。

3. 健康指导

由于水痘是一种传染病，对社区人群除进行疾病病因、表现特点、治疗护理要点知识宣教外，为控制疾病的流行，重点应加强预防知识教育，如流行期间避免易感儿去公共场所。介绍水痘患儿隔离时间，使家长有充分思想准备，以免引起焦虑。指导家长给予患儿足够的水分和营养。为家长示范皮肤护理方法，注意检查，防止继发感染。

# 第五节　流行性腮腺炎的护理

流行性腮腺炎（epidemic parotitis，mumps）是由腮腺炎病毒引起的小儿时期常见的急性呼吸道传染病。以腮腺肿大、疼痛为特征，各种涎液腺及其他器官均可受累，系非化脓性炎症。

## 一、病因与发病机制

腮腺炎病毒为 RNA 病毒，属副黏液病毒，仅一个血清型，存在于患者唾液、血液、尿液及脑脊液中。此病毒对理化因素抵抗力不强，加热至 56℃ 20 min 或甲醛、紫外线等很容易使其灭活，但在低温条件下可存活较久。人是病毒的唯一宿主。

腮腺炎病毒经口、鼻侵入人体，在局部黏膜上皮细胞中增殖，引起局部炎症反应，然后入血液产生病毒血症。病毒经血液至全身各器官，首先使腮腺、颌下腺、舌下腺、胰腺、性腺等发生炎变，也可侵犯神经系统。在这些器官中病毒再度繁殖，散布至第一次未曾侵入的其他器官，引起炎症，临床上呈现不同器官相继出现病变的症状。

## 二、临床表现

典型病例临床上以腮腺炎为主要表现。潜伏期 14 ~ 25 d，平均 18 d。

本病前驱期很短，可有发热、头痛、乏力、肌痛、厌食等。腮腺肿大常是疾病的首发体征。通常先起于一侧，2 ~ 3 d 波及对侧，也有两侧同时肿大或始终局限于一侧者。肿胀以耳垂为中心，向前、后、下发展，局部不红，边缘不清，轻度压痛，咀嚼食物时压痛加重。在上颌第 2 磨牙旁的颊黏膜处，可见红肿的腮腺管口。腮腺肿大 3 ~ 5 d 达高峰，1 周左右逐渐消退。颌下腺和舌下腺也可同时受累。不典型病例可无腮腺肿胀而以单纯睾丸炎或脑膜炎的症状出现。

腮腺炎病毒有嗜腺体和嗜神经性，故病毒常侵入中枢神经系统、其他腺体或器官而产生下列症状。

1. 脑膜脑炎：可在腮腺炎出现前、后或同时发生，也可发生在无腮腺炎时。表现为发热、头痛、呕吐、颈项强直，少见惊厥或昏迷。脑脊液呈无菌性脑脊髓膜炎样改变。大多数预后良好，但也偶见死亡及留有神经系统后遗症。

2. 睾丸炎：是男孩最常见的并发症，多为单侧受累，睾丸肿胀疼痛，约半数病例可发生萎缩，双侧萎缩者可导致不育症。

3. 急性胰腺炎：较少见。常发生于腮腺炎肿胀数日后。出现中上腹剧痛，有压痛和肌紧张，伴发热、寒战、呕吐、腹胀、腹泻或便秘等。

4. 其他：可有心肌炎、肾炎、肝炎等。

## 三、治疗要点

主要为对症处理及支持治疗。严重头痛和并发睾丸炎者可酌情应用止痛药。也可采用中医中药内外兼治。并发睾丸炎者应局部冷敷并用阴囊托将睾丸抬高以减轻疼痛。重症脑膜炎、睾丸炎或心肌炎者必要时可用中等量激素治疗 3 ~ 7 d。氦 – 氖激光局部照射治疗腮腺炎，对止痛、消肿有一定疗效。

## 四、护理措施

1. 基础护理

保持口腔清洁，常用温水漱口，多饮水，以减少口腔内残余食物，防止继发感染。

2. 疾病护理

（1）对症护理。

①减轻疼痛：给予富有营养、易消化的半流质或软食，忌酸、辣、干、硬食物，以免因唾液分泌及咀嚼使疼痛加剧。局部冷敷，以减轻炎症充血及疼痛。亦可用中药湿敷。

②减低体温，保证休息，防止过劳，减少并发症的发生。高热者给予物理或药物降温。鼓励患儿多饮水。发热伴有并发症者应卧床休息至退热。

（2）专科护理。

①观察病情变化：注意有无脑膜炎、睾丸炎、急性胰腺炎等临床征象，并给予相应治疗及护理。发生睾丸炎时可用丁字带托起阴囊，局部间歇冷敷以减轻疼痛。

②预防感染传播：发现腮腺炎患儿后立即采取呼吸道隔离措施，直至腮腺肿大消退后 3 d。有接触史的易感儿应观察 3 周。流行期间应加强托幼机构的晨检。居室应空气对流，对患儿口、鼻分泌物及污染物应立即消毒。易感儿可接种减毒腮腺炎活疫苗。

3. 健康指导

无并发症的患儿一般在家中隔离治疗，指导家长做好隔离、饮食、用药等护理，学会观察病情，若有并发症表现，应及时送医院就诊。做好患儿及家长的心理护理，介绍减轻疼痛的方法，使患儿配合治疗。

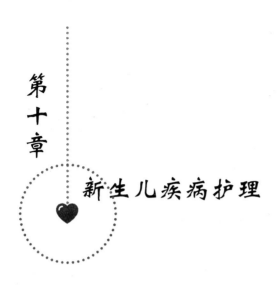

第十章 新生儿疾病护理

## 第一节 新生儿血糖紊乱的护理

血糖正常值 2.8 ~ 7.0 mmol/L，足跟（手指）血糖比静脉血糖低 10% ~ 15%。

1. 易发生低血糖的新生儿

小于胎龄儿，大于胎龄儿，母亲患有糖尿病，早产儿，双胎儿，患有败血症、休克、窒息、呼吸窘迫综合征、体温不升、血液黏稠度过高、内分泌和遗传代谢性疾病如半乳糖血症、肾上腺皮质功能低下等。

2. 低血糖的危害

低血糖对脑细胞有严重损害。新生儿脑重 300 ~ 400 g，占体重的 12% 左右，相对比成人大许多（成人只占 2%），其代谢率和耗氧量高，占全身的一半，但其本身又不含糖原，完全依靠血糖来提供能量代谢，因此血糖低，最先损害脑细胞，重者有后遗症，其中多数最初又无临床症状，故对早产儿的低血糖不能忽视。早产儿好发低血糖原因是其肝糖原储备不足，糖原异生作用又差，出生应激时又消耗糖原过多，以后生长发育新陈代谢又旺盛，加上早期喂养和摄入不足，所以容易发生低血糖，其中少部分可出现软弱、苍白、震颤、微汗、反应变低、眼球活动、手足抽动，呼吸暂停、反复发绀、惊厥等症状。早产儿糖代谢又存在着两重性，因其糖耐量能力低，摄入或输糖过多，又会出现高血糖（> 6.94 mmol/L）和糖尿，引起大脑抑制、出血和呼吸暂停。现普遍主张将血糖维持在正常范围（2.2 ~ 5.0 mmol/L）的高值比较理想。早产儿低血糖应从预防着手，鼓励尽早喂养，奶量不足应从静脉补充，定时监测血糖和尿糖。

3. 低血糖的症状

（1）缺乏典型或特异的表现。

（2）烦躁，多汗。

（3）体温不升（体温不稳定）。

（4）肌张力低，反应差，嗜睡。

（5）抽搐，震颤，眼球异常转动，惊厥。

（6）无症状性低血糖比有症状性多 10 ~ 20 倍。

4. 低血糖的预防措施

（1）早期喂养：对可能发生者从生后 0.5 ~ 1 h 喂糖水，每次 5 ~ 10 mL/kg，每小时 1 次，连续 3 ~ 4 次。生后 2 ~ 3 h 开始喂奶，24 h 内每 2 h 喂 1 次。体重低于 2 kg 或不耐受喂养的尽快给予 5% ~ 10% 的葡萄糖液 2 ~ 6 mL/kg。

（2）监测血糖。

5. 预后

无症状性比有症状性低血糖预后好。早产儿、小于胎龄儿要根据本身情况和原发病的严重程度而定，若反复发作持续时间长者，会发生神经系统后遗症，对智力发育的影响是肯定的。

6. 注意事项

避免血糖幅度波动过大，特别注意输液速度，忌用25%、50%葡萄糖，预防医源性高血糖。

# 第二节　新生儿窒息的护理

新生儿窒息是指新生儿娩出后，在1 min内无呼吸而仅有心跳，或未建立规律的呼吸运动者，或数分钟后出现呼吸抑制者。它是围生期小儿死亡和导致伤残的重要原因之一，必须积极抢救和正确处理，以降低新生儿死亡率及预防远期后遗症。

## 一、病因

凡能影响母体和胎儿循环和气体交换的因素均可造成新生儿窒息，常见因素有：

1. 母亲因素

如母亲患有贫血、妊娠高血压综合征等。

2. 胎盘和脐带因素

如前置胎盘、胎盘早剥；脐带打结、扭转、绕颈、脱垂等。

3. 胎儿因素

如宫内发育迟缓、早产、过期产、先天畸形等。

4. 分娩因素

如急产、难产、胎位异常、分娩前应用麻醉药等。

## 二、病理生理

1. 窒息时胎儿向新生儿呼吸、循环的转变受阻

正常胎儿向新生儿呼吸循环系统转变的特征为：

（1）胎儿肺液从肺中清除。

（2）表面活性物质分泌。

（3）肺泡功能残气量建立。

（4）肺循环阻力下降，体循环阻力增加，导致动脉导管和卵圆孔功能性关闭。

窒息时新生儿呼吸停止或抑制，致使肺泡不能扩张，肺液不能清除；缺氧、酸中毒引起表面活性物质产生减少、活性降低，以及肺血管阻力增加，胎儿循环重新开放、持续性肺动脉高压。肺动脉高压可进一步造成组织严重缺氧、缺血、酸中毒，最后导致不可逆器官损伤。

2. 窒息时各器官缺血缺氧改变

窒息开始时，缺氧和酸中毒引起机体产生经典的"潜水"反射，体内血液重新分布，即肺、肠、肾、肌肉和皮肤等非生命器官血管收缩，血流量减少，以保证脑、心和肾上腺等生命器官的血流量。同时，血浆中促肾上腺皮质激素、糖皮质激素、儿茶酚胺、精氨酸加压素、肾素、心钠素等分泌增加，使心肌收缩力增强，心率增快，心输血量增加，及外周血压轻度上升，心、脑血流灌注得以维持。如低氧血症持续存在，无氧代谢使代谢性酸中毒进一步加重，体内储存糖原耗尽，脑、心肌和肾上腺的血流量也减少，导致心肌功能受损，心率和动脉血压下降，生命器官供血减少，脑损伤发生，非生命器官血流量则进一步减少，导致各脏器受损。

3. 呼吸改变

（1）原发性呼吸暂停。胎儿或新生儿缺氧初期，呼吸代偿性加深加快，如缺氧未及时纠正，随即转

为呼吸停止、心率减慢，即原发性呼吸暂停。此时患儿肌张力存在，血压稍升高，伴有发绀。此阶段若病因解除，经清理呼吸道和物理刺激即可恢复自主呼吸。

（2）继发性呼吸暂停。若缺氧持续存在，则出现几次喘息样呼吸，继而出现呼吸停止，即继发性呼吸暂停。此时肌张力消失，面色苍白，心率和血压持续下降。此阶段需正压通气方可恢复自主呼吸，否则将死亡。

临床上有时难以区分原发性和继发性呼吸暂停，为不延误抢救，均可按继发性呼吸暂停处理。

4. 血液生化和代谢改变

（1）$PaO_2$下降、pH下降及混合性酸中毒：为缺氧后无氧代谢、气道阻塞所致。

（2）糖代谢紊乱：窒息早期儿茶酚胺及胰高血糖素释放增加，血糖正常或增高，继之糖源耗竭而出现低血糖。

（3）高胆红素血症：酸中毒抑制胆红素与白蛋白结合，降低肝脏酶活力，使未结合胆红素增加。

（4）此外，缺氧时血压降低，可激活左心房壁的压力感受器，引起抗利尿激素分泌异常，发生稀释性低钠血症；钙通道开放、钙泵失灵、钙内流可引起低钙血症。

## 三、临床表现

1. 胎儿宫内窒息

早期有胎动增加，胎心率 ≥ 160 次 /min；晚期则胎动减少，甚至消失，胎心率 < 100 次 /min；羊水胎粪污染。

2. 新生儿 Apgar 评分

新生儿娩出时的窒息程度可按生后 1 min 内的 Apgar 评分（表 10-1）来区分，8 ～ 10 分为正常、4 ～ 7 分为轻度窒息、0 ～ 3 分重度窒息。分别于生后 1 min、5 min 和 10 min 进行评测，如婴儿需复苏，15、20 min 仍需评分。1 min 仅是窒息诊断和分度的依据，5 min 及 10 min 评分有助于判断复苏效果及预后。

表 10-1　新生儿 Apgar 评分标准

| 体征 | 评分标准 | | | 评分 | |
|---|---|---|---|---|---|
| | 0 | 1 | 2 | 1 min | 5 min |
| 皮肤颜色 | 青紫或苍白 | 身体红，四肢青紫 | 全身红 | | |
| 心率（次 / 分） | 无 | < 100 | > 100 | | |
| 弹足底或插鼻反应 | 无反应 | 有些动作，如皱眉 | 哭，喷嚏 | | |
| 肌张力 | 松弛 | 四肢略屈曲 | 四肢活动 | | |
| 呼吸 | 无 | 慢，不规则 | 正常，哭声响 | | |

3. 多器官受损

新生儿窒息时因缺氧缺血可造成多器官受损，但不同组织细胞对缺氧的易感性各异，其中脑细胞最敏感，其次为心肌、肝和肾上腺；而纤维、上皮及骨骼肌细胞耐受性较高，因此各器官损伤发生的频率和程度则有差异。

（1）中枢神经系统：缺氧缺血性脑病和颅内出血。

（2）呼吸系统：羊水或胎粪吸入综合征、持续性肺动脉高压及肺出血等。

（3）心血管系统：缺氧缺血性心肌损害，表现为心律失常、心力衰竭、心源性休克等。

（4）泌尿系统：肾功能不全、衰竭及肾静脉血栓形成等；

（5）代谢方面：低血糖或高血糖、低钙及低钠血症等；

（6）消化系统：应激性溃疡、坏死性小肠结肠炎及黄疸加重或时间延长等。

## 四、辅助检查

1. 实验室检查

对宫内缺氧胎儿，可在胎头露出宫口时取头皮血或取脐动脉血进行血气分析，以估计宫内缺氧程度。出生后动脉血气分析 pH 降低、氧分压降低、二氧化碳分压增高。生后应检测动脉血气、血糖、电解质、血尿素氮和肌酐等生化指标。

2. 其他

呼吸困难者 X 线常见双肺纹理紊乱增粗或见斑片状阴影。头颅 B 超、CT、MRI 检查可发现 HIE 或颅内出血等征象。心率减慢者应完善心电图、二维超声心动图、心肌酶谱等检查。

## 五、治疗

早期预测，及时复苏和复苏后的处理如保暖和监护是治疗的关键，有利于患儿的预后及存活。复苏的目的是建立呼吸，确保肺泡通气，提高氧张力，恢复心脏正常跳动，保证重要器官供血。复苏按照 ABCDE 方案进行：A（air way）——清理呼吸道；B（breathing）——呼吸；C（circulation）——循环；D（drug）——药物；E（evaluation andenvironment）——评价与环境。A 是根本，B 是关键。

## 六、护理诊断

1. 自主呼吸障碍

与羊水、气道分泌物吸入，导致低氧血症和高碳酸血症有关。

2. 体温过低

与缺氧有关。

3. 有感染的危险

与新生儿抵抗力低下有关。

4. 恐惧（家长）

与病情危重及预后不良有关。

## 七、护理措施

1. 保暖

新生儿窒息后呼吸循环较差，体温大多不升，室内温度应控制在 24 ~ 26℃，体温偏低的患儿可用热水袋辅助保温或置于暖箱中保温。

2. 复苏

新生儿窒息复苏应有产、儿科医师及助产士共同完成。

（1）初步处理。婴儿娩出后即置于远红外或用其他方法预热的保暖台上。用温热干毛巾揩干头部及全身，减少散热。肩部以小枕垫高 2 ~ 2.5 cm，使颈部轻微伸仰。在娩出后立即吸净口、咽、鼻黏液，吸引时间不超过 10 s，先吸口腔，再吸鼻腔。若婴儿经上述处理后仍无呼吸，可拍打足底 2 次和摩擦婴儿背来促使呼吸出现。以上步骤要求在生后 20 s 内完成。

（2）正压通气。经触觉刺激后，如无自主呼吸或心率 < 100 次 /min，应立即给予简易复苏器正压通气，通气频率 40 ~ 60 次 /min，吸呼比 1：2，通气效果以看到胸廓起伏为宜。30 s 后评估心率，如 > 100 次 /min，出现自主呼吸可以观察，如未建立规律呼吸或心率 < 100 次 /min，需给予气管插管。

（3）循环。气管插管通气 30 s 后，心率 < 60 次 /min 或在 60 ~ 80 次 /min 不再增加，应同时进行胸外心脏按压。拇指法，操作者双拇指并排或重叠于患儿胸骨体下 1/3 处，其他手指围绕胸廓托在后背；双指法，操作者一手的两个指尖压迫胸部，用另一只手或硬垫支撑患儿背部；按压速率为 120 次 /min（每按压 3 次，正压通气 1 次，时间为 2s），压下深度为 1.5 ~ 2 cm，按压放松过程中，手指不离开胸壁；按压有效时可摸到股动脉搏动。

（4）药物。胸外心脏按压 30 s 不能恢复循环时，遵医嘱给予 1 ∶ 10 000 肾上腺素 0.1 ~ 0.3 mL/kg 静脉或气管内注入。如心率仍 < 100 次/min，可根据病情给予纠酸、扩容，有休克症状者可给多巴胺或多巴酚丁胺。对其母在婴儿出生前 6 h 内曾用过麻醉药者，可给予纳洛酮 0.1 mg/kg 静脉或气管内注入。

（5）复苏后监护。密切监测婴儿体温、呼吸、心率、血压、尿量、血糖、神经系统症状，改善酸碱失衡、电解质紊乱、感染和喂养等问题，并做好记录。必要时遵医嘱给予静脉补液及抗生素预防感染等。

3. 心理护理

做好解释和家属知情同意工作，取得患儿家长的信任和配合，耐心解答家长关于患儿病情的询问，减轻家长的恐惧心理，使患儿得到及时合理的救治。

# 第三节　新生儿缺氧缺血性脑病的护理

缺氧缺血性脑病是新生儿窒息的严重并发症，病情重，死亡率高。经积极抢救治疗后仍有部分患儿发生永久性神经功能障碍，因此要做好新生儿缺氧缺血性脑病的护理，必须熟练掌握该病的基础护理知识、早期个体化干预的护理技巧及护理技术。

新生儿缺氧缺血性脑病（Hypoxic-Ischemic Encephalopathy，HIE）是新生儿窒息后的严重并发症，指由于围生期窒息、缺氧所导致的脑缺氧缺血性损害，脑组织以水肿、软化、坏死和出血为主要病变。病情重，死亡率高，并可产生永久性神经功能缺陷，是我国目前导致新生儿死亡和小儿致残的主要疾病之一。

## 一、病因

1. 围生期窒息是本症的主要病因。凡是造成母体和胎儿间血液循环和气体交换障碍，使血氧浓度降低者，均可造成窒息。

2. 出生后疾病，如呼吸暂停、肺透明膜病、严重肺部感染、心脏衰竭、心脏停搏等。

## 二、发病机制

1. 脑血流分布改变

缺氧时机体为了保证重要生命器官（如脑、心）的供血，脑血管扩张，非重要器官血管收缩，这种自动调节功能使大脑在轻度短期缺氧时不受损伤。如缺氧继续存在，脑血管自主调节功能失代偿，脑小动脉对灌注压和 $CO_2$ 浓度变化的反应能力减弱，形成压力相关性的被动性脑血流调节过程，当血压降低时脑血流减少，造成动脉边缘带的缺血性损害。

2. 脑组织代谢改变

缺氧时细胞内氧化代谢障碍，只能依靠葡萄糖无氧酵解产生能量，同时产生大量乳酸并堆积在细胞内，导致细胞内酸中毒和脑水肿。由于无氧酵解产生的能量远远少于有氧代谢，必须通过增加糖原分解和葡萄糖摄取来代偿，从而引起继发性的能量衰竭，致使细胞膜上离子泵功能受损，细胞内钠、钙和水增多，造成细胞肿胀和溶解。

## 三、临床表现

根据意识、肌张力、原始反射改变、有无惊厥、病程及预后等，临床上分为轻、中、重三度。

轻度：患儿可呈兴奋抑制交替状态，肌张力正常，吸吮反射正常，拥抱反射活跃，可有肌阵挛，无中枢性呼吸衰竭，症状在 24 h 内最明显，72 h 内逐渐消失，预后较好。

中度：患儿嗜睡，肌张力减低，拥抱反射及吸吮反射减弱，通常伴有惊厥，有中枢性呼吸衰竭，瞳孔常缩小，脑电图呈低电压，可有癫痫样波，症状在生后 72 h 内明显，可能有后遗症。

重度：患儿常呈昏迷状态，肌肉松软，拥抱反射及吸吮反射消失，伴有惊厥并可呈持续状态，前囟张力高，瞳孔不对称或扩大，对光反射迟钝，脑电图爆发抑制，呈等电位，症状一般可持续数周，死亡率高，存活者多留有后遗症。

## 四、辅助检查

1. 血清肌酸磷酸激酶同工酶（CPK-BB）。脑组织受损时指标升高。

2. 神经元特异性烯醇化酶（NSE）。神经元受损时血浆中此酶活性升高。

3. B 超。对脑室及其周围出血具有较高的特异性。

4. 其他。如 CT、核磁共振（MRI）及脑电图检查。

## 五、治疗

1. 支持疗法

（1）通气支持。保持 $PaO_2 > 50 \sim 70$ mmHg（$6.7 \sim 9.3$ kPa）、$PaCO_2$ 和 pH 在正常范围。可酌情给予氧疗或机械通气支持。

（2）循环支持。维持心率和血压在正常范围。低血压可用 $2 \sim 5 \mu g/$（kg·min）多巴胺。

（3）营养支持。维持血糖在正常水平，以保证脑内代谢所需能量。

2. 对症处理

（1）控制惊厥。首选苯巴比妥，负荷量为 20 mg/kg，缓慢静脉推注，$12 \sim 24$ h 后给维持量，每日 $3 \sim 5$ mg/kg。对于顽固性惊厥，可酌情加用地西泮或水合氯醛。

（2）降低颅内压。颅内压增高者首选呋塞米静注，每次 1 mg/kg；严重者可用 20% 甘露醇，每次 $0.25 \sim 0.5$ g/kg 静滴，每 $6 \sim 12$ h 1 次。

3. 新生儿期后治疗

HIE 的新生儿病情稳定后，应根据患儿的具体情况进行智能发育的早期干预及体能康复训练，有利于促进脑的恢复，减少后遗症的发生。

## 六、护理诊断

1. 低效性呼吸型态

与缺氧缺血致呼吸中枢损害有关。

2. 潜在并发症

颅内压增高、呼吸衰竭。

3. 营养失调：低于机体需要量

与意识障碍及呕吐致摄入量减少、消耗增加有关。

4. 废用综合征

与神经系统受损有关。

## 七、护理措施

1. 吸氧

可选用鼻导管、面罩或头罩给氧。给氧过程中，氧流量不宜过大，用氧时间不宜过长，缺氧症状好转后应停止给氧，否则易造成晶体后纤维组织增生及支气管发育不良。

2. 呼吸道管理

患儿易发生呕吐或痰堵而加重缺氧，必须及时清除呼吸道分泌物，保持呼吸道通畅。必要时予以吸痰，吸痰时动作轻柔，吸痰时间每次小于 10 s，避免损伤黏膜，吸痰管插入深度适宜，避免损伤声带或导致吞咽反射。

3. 病情观察

保持病室安静，光线不宜过强，对哭闹患儿进行安抚并随时保持呼吸道通畅，观察用药后反应。注意患儿体温、脉搏、呼吸、血压、瞳孔、神志、肌张力等的改变，如患儿出现呼吸深慢或节律改变，瞳孔忽大忽小，对光反射迟钝，频繁呕吐，烦躁不安或脑性尖叫，说明有脑疝和呼吸衰竭，应立即报告医生并协助抢救。

（2）观察患儿意识状态。有无意识障碍、反应差或过度兴奋、易激惹、肌张力增高或降低、前囟张力是否正常及有无惊厥发生。

（2）双侧瞳孔是否等大，对光反射是否正常，有无呕吐及脑性尖叫。

（3）监测血糖。维持血糖在正常范围的高限。

（4）输液管理。使用微量泵控制液体滴速，防止液体输入过多、速度过快，预防液体外渗引起皮肤及组织坏死，准确记录 24 h 出入量。

4. 预防感染

HIE 患儿应与感染患儿分开护理，医护人员接触患儿前后均应做好消毒工作。加强患儿口腔、脐部、臀部护理，恢复期定时翻身，避免坠积性肺炎的发生。

5. 供给足够的营养及液体

频繁惊厥和颅内出血时，喂奶时间延至症状得到控制或生后 72 h。吸吮力差者可予以鼻饲牛奶，注意食物的温度，注入速度要缓慢，防止发生呕吐。有呕吐或喂养困难者应静脉补液以保证热量供给。保证静脉输液通畅，用输液泵控制输液速度及输液量，防止心衰和肺水肿的发生。

6. 早期康复干预，预防感染发生

缺血缺氧性脑病患儿应与感染患儿分开护理，限制探视，尽量减少对患儿的刺激，医护人员接触患儿前后洗手。加强基础护理，恢复期定时翻身，避免坠积性肺炎等的发生，遵医嘱应用抗生素。保证营养供应，及时添加辅食。对病情稳定、无活动性颅内出血可能有后遗症的患儿，应指导家长早期帮助患儿进行脑功能锻炼，教会家长为患儿进行肢体按摩、被动运动等，并嘱其坚持定期随访。

# 参考文献

［1］彭蔚，王利群. 急危重症护理学［M］. 武汉：华中科技大学出版社，2017.

［2］李冬华，宁惠娟，张继丹. 护理学基础实用指导［M］. 北京：原子能出版社，2016.

［3］方仕婷，余菊芬，李爱夏. 护理学基础临床案例版［M］. 武汉：华中科技大学出版社，2016.

［4］孙玉凤. 儿科护理学［M］. 郑州：郑州大学出版社，2014.

［5］魏革，刘苏君，王方. 手术室护理学［M］. 北京：人民军医出版社，2014.

［6］杨霞，孙丽. 呼吸系统疾病护理与管理［M］. 武汉：华中科技大学出版社，2016.

［7］张洪君. 临床护理与管理信息化实践指南［M］. 北京：北京大学医学出版社，2016.

［8］杨美玲，李国宏. 手术室护士分级培训指南［M］. 南京：东南大学出版社，2016.

［9］胡国庆. 儿科护理［M］. 重庆：重庆大学出版社，2016.

［10］唐前. 内科护理［M］. 重庆：重庆大学出版社，2016.

［11］于红. 临床护理上［M］. 武汉：华中科技大学出版社，2016.

［12］徐燕，周兰姝. 现代护理学［M］. 北京：人民军医出版社，2015.

［13］沈开忠. 消化系统疾病病人护理［M］. 杭州：浙江大学出版社，2016.

［14］杨凤琴. 急诊护理学学习指导［M］. 北京：北京大学医学出版社，2016.

［15］徐梅. 北京协和医院手术室护理工作指南［M］. 北京：人民卫生出版社，2016.

［16］符海英，陈军，韩宙欣. 内科护理［M］. 西安：第四军医大学出版社，2016.

［17］唐英姿，左右清. 外科护理［M］. 上海：第二军医大学出版社，2016.

［18］王苏平. 儿科护理［M］. 北京：人民卫生出版社，2016.

［19］符致明，党鸿毅. 外科护理［M］. 西安：第四军医大学出版社，2016.

［20］杨惠花，童本沁. 急诊急救护理实践手册［M］. 北京：清华大学出版社，2016.

［21］丁淑贞，姜秋红. 呼吸内科临床护理［M］. 北京：中国协和医科大学出版社，2016.

［22］姚美英，姜红丽. 常见病护理指要［M］. 北京：人民军医出版社，2015.

［23］贾爱芹，郭淑明. 常见疾病护理流程［M］. 北京：人民军医出版社，2015.